AF215091

„Bevor Du urteilen kannst über mich oder mein Leben, ziehe meine Schuhe an und laufe meinen Weg, durchlaufe die Straßen, Berge und Täler, fühle die Trauer, erlebe den Schmerz und die Freude. Durchlaufe die Jahre, die ich ging, stolpere über jeden Stein, über den ich gestolpert bin, stehe immer wieder auf und gehe genau dieselbe Strecke weiter, genau wie ich es tat. Erst dann kannst Du über mich urteilen." (Verfasser unbekannt)

Ingrid Beck

Beschissen bis heiter

Lieben und leben mit Morbus Crohn

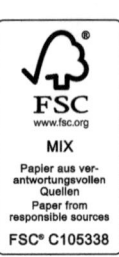

Bibliografische Information der Deutschen
Nationalbibliothek:

Die Deutsche Nationalbibliothek verzeichnet diese
Publikation in der Deutschen Nationalbibliografie; detaillierte
bibliografische Daten sind im Internet über
http://dnb.dnb.de abrufbar.

Foto: Ingrid Beck

Herstellung und Verlag: BoD – Books on Demand,
Norderstedt

ISBN: 978-3-74487-137-2

Inhaltsverzeichnis

Warum dieses Buch?

Hilfe!!!! Noch ein Ratgeber oder schlaues Buch über Morbus Crohn???

Nein, nicht wirklich. Also keine Sorge. Ich finde, es gibt genug Ratgeber über diese Erkrankung, genauso wie Lektüre, die einen erschlägt mit schlauen Tipps, in welchem Stadium des Crohns wann man was essen sollte – oder besser eben nicht. Genauso wenig findet sich in ihm eine Abhandlung über neue Therapien oder irgendwelche exotischen Gewürze oder Samen, die so exotisch sind, dass ich mir sie nicht mal merken kann. Warum also dieses Buch? Schlicht und ergreifend: Für ein besseres Miteinander und mehr Verständnis für die Menschen, die mit dieser Erkrankung leben. Rund 300.000 Menschen in Deutschland leiden an Morbus Crohn, weitere knapp 170.000 an Colitis ulcerosa – rechnet man diese Zahlen hoch, kommt man auf knapp 500.000 Menschen, deren Alltag krankheitsbedingt alles andere als normal ist. Unsere Erkrankung sieht man uns nicht und darin liegt oft die Tücke.

Meine Gedanken und Erlebnisse zu dem Thema sind ganz bestimmt genauso „bunt" wie die Erkrankung selbst. Mal augenzwinkernd, mal ernst, mal lustig - eben einfach alltägliche Situationen von beschissen bis heiter.

Darüber spricht man nicht

Jeder von uns tut es. Jedes Lebewesen tut es. Täglich. Manchmal mehrfach. Andere – so wie ich wiederum - viel zu oft. Und obwohl dem Darm so viel zugesprochen wird – vom Sitz der Seele bis hin zum Einfluss auf unsere komplette Gesundheit: Über ihn spricht man nicht. Warum eigentlich nicht? Immerhin reden wir über sieben Meter Gewebe in uns, und das ist schon eine nicht ganz unbedeutende Hausnummer, finde ich. Bei kleinen Kindern freut man sich wie ein Schneekönig, wenn sie auf dem Töpfchen ihr erstes „großes Geschäft" machen. Später ist es einfach nur: ein Thema, das eklig ist und über das man nicht spricht.

Hat ein neuer Erdenbürger das Licht der Welt erblickt, wird jeder Windelinhalt – und sei er auch noch so klein - seitens der Eltern (manchmal auch unter Hinzuziehung der bereits erfahrenen Großeltern) peinlichst genau studiert. Es gibt Diskussionen über Farbe, Geruch, Beschaffenheit und was weiß ich noch alles. Passt alles – allgemeines Aufatmen. Irgendwann wird alles still, leise (aus der Nummer bin ich raus) und möglichst heimlich auf dem stillen Örtchen erledigt. Ich finde, es wird einfach Zeit, doch einmal darüber zu reden, wie es so ist, wenn eben nichts mehr passt.

„Man sieht Dir ja gar nichts an"

Viel besser als jedes Vorwort: Ich bin sauer. Und zwar mehr als nur sauer. Mal wieder der Spruch. Dieses Mal von einer Bekannten. Tausend Mal gehört, tausend Mal darüber aufgeregt, tausend Mal darüber traurig gewesen. Sie weiß, dass ich gerade in der Klinik war, weil ich wieder einen Schub hatte und mich noch mehr tot als lebendig fühle. Ihr gegenüberstehend fühle ich mich wie vor einem Scanner, als ihre Augen mich von oben bis unten mustern. Und dann kommt er. Der Satz, den ich so hasse. „Ach, man sieht Dir ja gar nichts an." (Ich liebe ihre hochgezogene Augenbraue. Aber immer nur die linke).

Ingrid, bleib ruhig – ich bete es wie ein Mantra. Meine Antwort – mit einem gequälten Lächeln: „Du, alles gut. Passt schon alles." Träges Lächeln meinerseits. Kurz Bussi links, Bussi rechts und wir gehen wieder unserer Wege. Zumindest für heute. Innerlich koche ich. Es ist immer dasselbe. Meine unausgesprochene Antwort:

Auf das „"Ach, man sieht Dir ja gar nichts an", kann ich Dir nur eins sagen: Nein, man sieht mir meine Erkrankung nicht an. Ich trage keinen Gips und keinen Verband, habe keinen Ausschlag oder sonst etwas, das man sehen könnte.

Und nein, ich kann viele Dinge, die ich vor meiner Erkrankung getan habe, nicht mehr tun. Das bedeutet aber nicht, dass mein Leben schlechter oder weniger wert ist, es ist einfach nur anders geworden. Es ist ein Leben mit vielen Einschränkungen, aber vielleicht bin ich reicher als viele andere, weil meine Prioritäten im Leben anders geworden sind und ich intensiver lebe.

Während Du spontan auf Partys gehen kannst oder Dich mit Freunden triffst, kann es mir im Gegensatz zu Dir passieren, dass ich kurzfristig und manchmal nur wenige Minuten vorher absagen muss. Auch wenn ich mich darauf wie irre freue: Ja, es kann sein, dass kurz vorher bei Freunden das Telefon klingelt und ich sage: Nein, heute kann ich doch nicht kommen. Weil es mich vor Schmerzen zu zerreißen droht und ich das Haus nicht verlassen kann. Oder ich nicht vom Klo herunterkomme.

Und es gibt noch mehr Sprüche, die ich mir in Endlosschleife anhören kann. Nämlich: Wenn ich im Schub schnell sehr dünn werde, wird mir Magersucht unterstellt. „Ohhh Gott, was bist Du dünn geworden!"

Wenn ich Cortison nehmen muss, um überleben zu können und innerhalb von Wochen viele Kilos mehr mit mir herumschleppen muss, heißt es: Ich fresse zu viel.

Ich trage unzählige Narben am Körper, die man auf den ersten Blick niemals sehen wird, weil sie nicht an meinen Armen oder in meinem Gesicht sind und irgendwann habe ich aufgehört, sie zu zählen.

Und nein, meine Erkrankung ist auch nicht ansteckend, sondern sie ist eine Autoimmunerkrankung, in der sich mein Immunsystem selbst bekämpft. Und noch mal nein, sie ist auch nicht heilbar.

Nur weil man sie nicht sieht, heißt es nicht, dass ich gesund bin. Meine Erkrankung hat so viele Gesichter, wie der Kalender Tage. Und nur weil ich nicht jammere, bedeutet es nicht, dass es mir gut geht.

Und während Du spontan mal ein Wochenende weiter wegfahren kannst oder Deinen Urlaub irgendwo im Ausland planst, muss ich abwägen, wo ich hinfahre, achte darauf, dass eine Klinik in der Nähe ist, dass ich genügend Medikamente dabeihabe und für den Fall gewappnet bin, wenn ich viel zu schnell Flüssigkeit verliere, weil ich gerade im Schub bin oder sich einer anbahnt.

Während Dein erster Blick im Restaurant auf die Speisekarte fällt, sucht meiner zuerst die Schilder mit dem Aufdruck „WC".

An schlechten Tagen bin ich auf Hilfe angewiesen, weil ich dann einige Dinge nicht mehr selbst erledigen kann. Aber das ist nicht an allen Tagen so.

Während Du drei Tode stirbst, wenn Du mal einen Magen-Darm-Virus hast, weil Du für wenige Tage ständig auf Toilette musst, dann lass Dir gesagt sein: Das ist mein tägliches Leben. Mein Alltag. Damit lebe ich seit Jahren.

Ja und ich bin das, was man umgangssprachlich „schwerbehindert" nennt. Weil ich weitab von dem Leben liege, was eigentlich für Menschen in meinem Alter als „normal" gilt.

Aber ich sag Dir was: Ich liebe mein Leben trotzdem. Trotz aller Einschränkungen!

Ich habe gelernt, jeden Tag zu achten, mit ihm sorgsam umzugehen, weil ich nicht weiß, wie viele gute Tage ich dieses Mal haben werde. Ich mache heute viele andere Dinge, die mir Freude machen und begegne Menschen, die Du niemals kennenlernen wirst.

Ich habe Gott sei Dank Menschen mit Herz, Hirn und Verstand, die mich nehmen, so wie ich bin. Ich bin chronisch krank, aber nicht dämlich. Gegen meine Erkrankung gibt es Medikamente, die nicht heilen können, aber die Symptome lindern. Aber es gibt leider keine Medikamente, die für mehr Verständnis sorgen.

Salzburg – Die Nacht der Nächte

Als die Einladung für eine Talksendung in Salzburg kommt, in der ich zu Gast sein soll, freue ich mich wie ein kleines Kind. Mein erster Gedanke: Boah, wie cool ist das denn?! Sofort werden Kindheitserinnerungen wach. Im damals berühmten Café Winkler mit meinen Eltern heiße Schokolade trinken und durch Berge von Schlagsahne wühlen. Durch die kleinen Gassen stromern. Mein zweiter Gedanke: Ingrid, Du hast ein Problem. Definitiv. Herzlich willkommen in der Realität. Peng!

Salzburg ist nicht um die Ecke und hin und zurück an einem Tag nicht zu schaffen. Aber Fakt ist auch: Ich werde diese Einladung annehmen, egal wie. Im Gegensatz zu gesunden Menschen denke ich keine Sekunde an das Hotel oder das leckere regionale Essen, das mich dort erwarten könnte.

Tief in meinem Inneren streiten sich gerade mehrere Parteien. Die eine: Du machst den Dreh, egal, was auch immer kommen mag. Die andere Partei: Hey, Du weißt schon, dass der Schuss nach hinten losgehen kann, oder? Wie oft warst Du in den letzten Jahren innerhalb von Stunden im Krankenhaus? (Übrigens der Moment, in dem man dieser Partei einfach eine scheuern möchte). Wann gewöhnst Du Dich endlich dran, dass Du einfach nicht mehr normal und so wie früher leben kannst? Und von Deiner Erkrankung mal abgesehen - wie oft hattest Du schon Situationen, die für Dich heikel waren? Menschen Dir zu nahe gekommen sind, Deine persönliche Grenze überschritten haben? Wie oft gerade so mit einem blauen Auge davongekommen? O.k. O.K. - Ich habe es ja verstanden!!!!

Alleine zu fahren scheidet damit aus. Und zwar zu einhundert Prozent. Aber auch in dieser Situation lässt mich der liebe Gott nicht alleine. Er schickt mir jemanden, der über sich selbst sagt: Ich komme mit - als Mädchen für alles. (Welch understatement). Im wirklichen Leben ist er Polizist. Und Sanitäter. Wie sehr und wie schnell ich ihn brauchen würde, kann in dem Augenblick, als wir Richtung Salzburg aufbrechen niemand ahnen. Er ist meine Sicherheit in mehrfacher Hinsicht und mein doppelter Boden. Wir witzeln auf der Hinfahrt nach Salzburg über die Situation - keiner denkt auch nur eine Sekunde daran, wie schnell sich unser Geplänkel von der Theorie in die Praxis umsetzen sollte.

In Salzburg regnet es erst einmal junge Hunde vom Himmel. Nichts zu sehen von den Bergen. Da uns der Hunger plagt und das erste Lokal uns mit der Aussage überrascht, die Küche ist schon zu (14.00 Uhr), hilft uns das Festzelt im Ort weiter.

Ich bin kein großer Freund mehr von großen Menschenansammlungen. Zu unübersichtlich, zu schlechte Erfahrungen in der Vergangenheit gemacht. Aber heute bin ich mutig: Ich weiß, ich bin nicht alleine. Das hilft. Also nichts wie rein ins Getümmel. Bauch vollschlagen und dann erst einmal ins Gästehaus ausruhen.

Die ersten Vorboten meiner Erkrankung machen sich, kaum im Zimmer angekommen, bemerkbar. Anstatt Füße hoch heißt die Realität: Stunden auf der Toilette verbringen. Es schlaucht, weil ich merke, dass ich innerhalb von sehr kurzer Zeit viel Flüssigkeit verliere. Und mir ist speiübel. Die Wasserflasche steht wie ein Mahnmal neben mir. Ich kann nicht mal mehr trinken. Und ich befürchte, dass ich auch mit jetzt viel Wasser in mich reinschütten, die Kurve nicht mehr kriegen werde. Aber ich bin nicht nach Salzburg gefahren, um den Abend im Bett zu verbringen. Die trotzige Partei in mir sagt: Kriegst Du hin, Du hast bis morgen früh noch Zeit, das hinzubiegen. Morgen früh ist alles gut. Und außerdem habe ich ja noch die "Ich-sitze-das-aus"-Fraktion in mir. Und noch geht es ja. So irgendwie.

Die Hoffnung, die Lage beruhigt sich, erfüllt sich nicht. Aber ich bin abends in Salzburg. Wir suchen uns ein Lokal, in dem wir was essen und hocken dann noch in einer irischen Kneipe.

Gegen 22.30 Uhr sind wir wieder im Gästehaus. In etwas weniger als 12 Stunden muss ich topfit sein. Panik macht sich breit. Ich fange an zu frieren, merke, dass ich mich nicht mehr konzentrieren kann. Ich habe immer noch mein Mahnmal in Form von einer Wasserflasche neben mir stehen, bin aber so müde, dass ich sie zwar anschaue und weiß, ich müsste sie trinken, aber ich schaffe es nicht mehr.

Momente wie diesen empfinde ich persönlich immer als furchtbar. Wenn ich weiß, dass ich Hilfe brauche, weil ich eine Situation wie diese selbst nicht mehr geregelt bekomme. Und die Erkenntnis zuschlägt, dass ich nicht so stark bin, wie ich das gerade gerne wäre. Ich kann es immer nur schwer ertragen, wenn andere Menschen mich in so einem Zustand stehen. Zumindest wenn ich diese Menschen kenne. Und sie mich. Die dann diese Seite an mir sehen. Die Verletzbare und die Traurige, die gerade so von der Rolle ist. Die Trotzige, die immer noch nicht akzeptieren kann. Und letztlich die Hilflose und Schwache, die immer noch rebelliert und nicht wahrhaben will. Das sind Momente, in denen ich mich so nackt fühle, als würde ich ohne Kleidung auf einer Kreuzung stehen.

00.35 Uhr: Ich brauche Hilfe. Und das bedeutet, dass das, was wir auf der Hinfahrt noch so belächelt haben, jetzt Realität wird. Es heißt, jemanden zu wecken, der wahrscheinlich schon schläft, weil er von der Fahrt müde ist. Es heißt, es gibt nix mehr schönzureden, die Nummer "Das wird schon wieder" ist gerade vom Tisch. Es heißt, den inneren Schweinehund zu überwinden und genau jetzt um Hilfe zu bitten. Ich kenne die Prozedur, die jetzt uns beiden bevorsteht gut. Viel zu gut.

Es bedeutet für meinen Begleiter, jetzt eine Vene zu finden, eine Nadel zu legen, eine Infusion anzuschließen. Ich habe keine Angst, weil ich vertraue. Ich bewundere die Ruhe meines Gegenübers, denn ich habe sie nicht mehr. Tränen laufen, ich habe die Zeit im Rücken, die Uhr tickt. Ich zittere wie Espenlaub, was die ganze Sache nicht wirklich leichter macht, weil ich friere wie ein Schneider, obwohl es im Zimmer nicht kalt ist. Ich bekomme nicht mehr wirklich viel mit, es fühlt sich an wie besoffen sein ohne Alkohol.

Was ich noch ganz am Rande mitbekomme: Ich packe mich irgendwie ins Bett und werde zugedeckt.

Der nächste Morgen: 07.00 Uhr: Ich werde wach und mein erstes Gefühl: Ich bin wieder Mensch und könnte Bäume ausreißen. Hurra! Und sie dürften sogar größer sein als Bonsais.

Es gibt Momente, die sind unbezahlbar. So wie der Augenblick, in dem ich wach werde und die Flasche am Kleiderbügel an der Lampe hängen sehe. Es braucht einen Moment, bis dieses Bild meine Gehirnwindungen durchdringt und die Zusammenhänge erkennt. So nach dem Motto: Hoppla, da war doch was. Die Kreation ist genial. Um 8.00 Uhr lasse ich mir den Zugang am Handrücken entfernen. Der Abfalleimer im Zimmer spricht eine ganz eigene Sprache und weiß der Himmel, was die Person denken wird, die das Zimmer saubermachen wird. Um 8.30 Uhr gehe ich ins Frühstückszimmer. Schon für den Dreh angezogen und frisch restauriert. Um 9.30 Uhr verlassen wir das Gästehaus und sind pünktlich wie die Maurer im Sender. Und niemand wird mir ansehen, was in der letzten Nacht los war.

Shoppen gehen mit MC

Gehe nie, aber auch wirklich nie Klamotten kaufen, wenn Du vorher essenstechnisch gesündigt hast und Du aufgrund dessen aussiehst wie ein aufgepumptes Eichhörnchen. Weil es nichts frustrierendes gibt, als dann die Feststellung zu machen, dass Du jetzt sofort mindestens drei Kleidergrößen mehr brauchen wirst.

Ich finde, Klamotten und Morbus Crohn sind sowieso immer ein Kapitel für sich. Und da ich von Klappergestell bis XXL (Zustand vor, während und nach Cortison) echt alle Größen im Schrank hängen habe, könnte man manchmal meinen, außer mir wohnen noch drei andere Frauen hier. Und trotzdem stehe ich manchmal ratlos vor dem Kleiderschrank und habe nichts anzuziehen.

Ich weiß, irgendwie kann man es mir auch echt nie recht machen, was den Fummel angeht. Beim ersten Schub war ich so dünn, dass viele dachten, ich sei magersüchtig. Ich dachte erst: Oh, sooo schlank, das kann man ja mal betonen, weil es vorher nie so war. Quittung: "Gott, was bist Du dünn geworden, also *das* steht Dir ja gar nicht." Also bin ich losgezogen und habe weitere – und andere Oberteile gekauft, damit ich mir das nicht mehr anhören muss.

Damals wusste ich noch nicht um die Folgen von Cortison und der Tatsache, dass ich innerhalb von Wochen aufgehen werde wie ein Hefeteig, den man auf der warmen Heizung vergessen hat. Das Thema "dünn" war dann auch durch und schon bald hieß es: „Oh, meine Güte, was hast Du zugenommen. Vor ein paar Wochen warst Du doch noch so dünn."

So, die "schlanken" Oberteile und Hosen waren dann auch durch. Nach ein paar Wochen sahen sie an mir aus wie Kindergrößen, die ich vergessen hatte, rechtzeitig dem Altkleidercontainer zuzuführen.

Bewährt haben sich dann Tunikas, von denen es glücklicherweise viele Farben gibt und trotz "Einheitsschnitt" in relativ viele Variationen erhältlich sind. Mit Schleifchen und Rüschen und ohne, mit Perlen, Schnüren und was weiß ich. Aber ich werde nie, wirklich niemals wieder den Fehler machen, eine zu kaufen, die unterhalb der Brust auch nur den Hauch einer Raffung hat. Und schlimmer noch: Sie auch noch zu tragen.

Ich bin gerade in der Phase „aufgepumptes Eichhörnchen", als ich in einem Laden stehe und am Kleiderständer nach Oberteilen suche. Eine hilfsbereite Verkäuferin muss meinen ratlosen Blick gesehen haben und eilt mir zur Hilfe. Sie stellt sich neben mich und haucht mir freundlich, aber äußerst diskret ins Ohr: „Ach, Sie sind wohl eine Spätgebärende. Schwangerschaftsbekleidung finden sie im Obergeschoss."

Bei mir setzt Schockstarre ein und ich schaue sie einfach nur an. Ich weiß gar nicht, was ich schlagfertig darauf antworten könnte.

Aber mein Gefühl: Ich könnte morden. Obwohl sie es ganz bestimmt nur nett meint. Das halte ich ihr zumindest zu Gute. Sie weiß nichts von meiner Erkrankung und der Tatsache, dass ich schon lange keine Kinder mehr bekommen kann.

„Nein, ich bin nicht schwanger, ich habe nur eine beschissene Erkrankung, die aus mir manchmal ein Michelinmännchen macht. Ich wünsche Ihnen auch noch einen schönen Tag."

Bis heute meide ich diesen Laden.

Mensch zweiter Klasse?

Heute ist ein doofer Tag. Ein saudoofer. Im Moment bin ich gefühlsmäßig gerade echt irgendwo zwischen traurig und wütend. Und manchmal fühle ich mich wie ein Mensch zweiter Klasse, von anderen dazu abgestempelt. Weil ich immer wieder merke, wie meine Erkrankung andere Menschen abschreckt. Fast so, als ob man sagen würde: Du übrigens, ich habe die Pest! Darf ich Dir davon was abgeben?

Manchmal wünsche ich mir einfach, dass jemand fragt: Hey, wie ist das eigentlich, mit Morbus Crohn zu leben und wie schaffst Du das alles? Wie ist Dein Alltag? Und merke dann aber genauso schnell, ich kann erklären, wie ich will - ganz oft überfordert es mein Gegenüber. Es wendet sich ab, wechselt das Thema und ich spüre, mehr brauche ich nicht dazu sagen, weil es überfordert, in die Welt des anderen nicht hineinpasst. Und er es so genau gar nicht wissen will. Das ist meine Erfahrung aus den letzten Jahren.

Manchmal möchte ich es einfach herausschreien:

„Ja, ich bin chronisch krank, aber ich lebe. Vielleicht intensiver als Du, weil ich weiß, was es bedeutet, dem Tod ins Auge geblickt zu haben. Ich kann meine Tage vielleicht mehr genießen als Du, weil ich weiß, wie kostbar Zeit geworden ist. Mich freut heute ein Sonnenaufgang und ein selbst gepflückter Blumenstrauß von der Wiese mehr als ein teures Geschenk von Dir. Ich bin kein besserer Mensch und auch kein schlechterer, nur weil ich chronisch krank bin. Und manchmal hätte ich gerne einfach eine Chance. Ich lebe manchmal mit Schmerzen und tue trotzdem, was getan werden muss, während Du vielleicht schon lange zuhause bleiben und Dich im Bett verkriechen würdest.

Vielleicht bin ich viel leistungsfähiger als Du denkst und mein Wille ist sehr viel stärker als Du glaubst, denn wer schon ein Mal an der Schwelle zum Tod gestanden hat, will einfach nur Leben.

Ja, mein Körper hat Narben. Sie sind nicht schön, aber sie erzählen die Geschichte von jemandem, der um sein Leben gekämpft hat. Sie erzählen von mir, denn es ist meine Geschichte.

Vielleicht habe ich gelernt, viel achtsamer mit mir selbst umzugehen, weil ich weiß, wie wichtig es ist, auf sich selbst zu achten. Man muss mich nicht überbehüten, denn ich weiß sehr gut selbst, wo meine eigenen Grenzen sind. Mit mir kann man vielleicht mehr Spaß haben als mit jemand anderem, denn ich lebe möglicherweise intensiver als Du und Lachen bedeutet für mich leben.

Ja, ich bin das, was man einen Menschen mit Tiefgang nennt, denn am Abgrund des Lebens gestanden zu haben, verändert. Es hinterlässt

Spuren, macht auf einmal wichtige Dinge unwichtig und das ist gut so.

Ich bin nicht neidisch auf Dich, weil Du gesund bist oder mit dieser Erkrankung nicht leben musst, weil sie mich zu dem gemacht hat, was ich heute bin. Und dafür bin ich dankbar, denn ich möchte nicht mehr anders sein."

Schokotorte und saure Gurken

Grundsätzlich ist das Leben mit Morbus Crohn ja alles andere als einfach. Das wissen alle, die mit einer solchen Erkrankung leben müssen. Es ist nicht besser oder schlechter, es ist eben einfach anders. Und gerade das Thema Essen ist ein unglaublich großes und weites Feld.

Es gibt Phasen, die sind richtig Scheiße, wenn ich nämlich in einem Schub stecke. Vergleichbar mit einem Magen-Darm-Virus, der aber dann nicht Tage, sondern Wochen dauert. Zusätzlich gepaart mit dem Gefühl, gerade drei Stunden Hochleistungssport gemacht zu haben, auch wenn ich mich nur vom Bett aufs Klo schleppe und was meine Gelenke und Knochen angeht. Ich altere innerhalb gefühlten Tagen, reell innerhalb von Wochen um mindestens 30 Jahre. Ich habe dann ebenso gefühlt Venen wie Gartenschläuche und bin so zerstochen, dass man meinen könnte, ich wäre Übungsmaterial für angehende Mediziner gewesen und habe so viele blaue Flecken, als wäre ich Sparringpartner in einem Boxring gewesen. Mein Gewicht geht hoch und runter wie auf einem Seismographen mit der nach oben offenen Richter-Skala.

Dann gibt es Phasen, die nur halb Scheiße sind, weil die Akutphase vorbei ist und sich die Lage zwar beruhigt hat, aber noch nicht vorbei ist. Meist ist das dann einem gefühlten LKW von

Medikamenten zu verdanken, die auch nicht gerade den Geschmack und die Wirkung von Gummibärchen haben. Nach jedem Schub habe ich mehr Federn gelassen als jeder Truthahn zum Thanksgiving.

Und dann gibt es sogar Momente, in denen ich geradezu todesmutig bin und manchmal auch mit Vorsatz handle. Nämlich dann, wenn ich weiß, dass mich ein Essen, auf das ich gerade tierisch Bock habe, mindestens zwei Tage beschäftigen wird - und ich davon 1,5 Tage garantiert auf dem Klo verbringen werde.

Ich habe gefühlt bis heute tausende von Ratgebern gelesen mit Ernährungshinweisen und habe mittlerweile den Punkt: Scheiß drauf! Im wahrsten Sinne des Wortes.

Ich habe keine Ahnung, wer manche Ratgeber geschrieben hat, bin aber mittlerweile echt davon überzeugt, dass es nie jemand sein kann, der dieselbe Erkrankung hat. 7 Jahre leben mit der Erkrankung hat was von "learning bei doing". Und was ich mir heute ohne Probleme reinhauen kann, kann morgen schon Schnee von gestern sein.

Gutgemeinte "Ratschläge" von Menschen, die mal in einer Illustrierten einen Artikel über chronisch-entzündliche Darmerkrankungen gelesen oder den Namen Morbus Crohn irgendwann mal gehört haben und meinen dann belehren zu müssen. Hey, ganz ehrlich? Ihr habt keine Ahnung, wie es ist, mit dem Scheiß leben zu müssen. Und bitte, bitte lasst solche Äußerungen wie: „Ach, das kannst Du wirklich essen? Das verträgst Du, ich dachte, Du musst beim Essen so vorsichtig sein." NEIN! Manchmal weiß ich schon in dem Moment, in dem ich mir etwas zu Essen auf den Teller packe, dass ich es nicht vertragen werde.

Aber Fakt in meiner Welt ist: Auch mein Leben ist zu kurz, um immer nur auf leckere Dinge zu verzichten. Man muss mich nicht bevormunden, weil ich selbst weiß, was der Preis für das "Sündigen" ist. Manchmal ist er echt hoch, aber das Gefühl, wieder mal etwas zu essen was eigentlich auf der "black-list" steht, ist einfach unbezahlbar.

„Sie sind ja ganz schön depressiv"

Freitagmittag, Vorbereitungssaal für die geplante Operation. Leider wirkt das Dormicum - die LmaA Leck-mich-am-Arsch)-Tablette noch nicht und ich bin noch Herr meiner Sinne, als man mich in den Saal schiebt. Ich werde zurechtgeschoben und -gebogen. Nach wenigen Minuten fühle ich mich wie ans Kreuz genagelt, beide Arme hängen in irgendwelchen Schlaufen, Manschetten oder an Schläuchen.

"Was soll denn operiert werden?" fragt fröhlich eine Stimme neben mir. "Keine Ahnung. Ich bin das Überraschungsei des Tages. Mein Bauch ist schon vollgemalt mit Edding für den künstlichen Darmausgang. Was gemacht wird, stellt sich während der Operation raus."

Weiter fröhliches Gezwitscher: "Mir wurde gesagt, Sie sind ganz schön depressiv gewesen sind die letzten Tage. Der Jan hat das erzählt." „Welcher Jan?" „Na, der, der manchmal auch zum rauchen auf dem Balkon draußen ist." Boah! Falscher Tonfall, falsche Äußerung und total falscher Zeitpunkt! Zickigkeit macht sich in mir breit. Ich fauche zurück: "Ach wirklich! Der muss es ja echt wissen. Dann will ich Ihnen jetzt mal was sagen" - Die Tablette wirkt immer noch nicht. Mein Glück – Pech für mein Gegenüber oder Nebenmir.

"Ich habe die Schnauze einfach gestrichen voll. Meine letzten vier Tage in Kurzfassung (Ich rede schnell wie nie, denn ich habe einfach nur Schiss, dass die Tablette schneller wirkt, als ich mein Pulver verschossen habe): Eine Magenspiegelung, zwei Darmspiegelungen, ich habe nach der zweiten Darmspiegelung exakt 30 Minuten später eine geschlagene Stunde im MRT verbracht und irgendwelche Atemanweisungen befolgt. Ich leide unter Platzangst und für mich ist das MRT die Hölle gewesen. Als ich gerade wieder auf dem Zimmer war, hat man mir erzählt, das meine Karten nicht besonders gut sind, sich eine Fistel gebildet hat, man einen Abszess im Bauch vermutet und ich mich auf einen künstlichen Darmausgang einstellen kann. Ich habe in den letzten Tagen mehr Papiere unterschrieben als jemals in meinen 48 Jahren zuvor, inklusive einer Blankounterschrift für den Fall der Fälle und dem geäußerten Wunsch, was mit dem, was von mir übrigbleibt, wenn es schiefgeht, passieren soll.

Ich habe 4 Tage nichts gegessen, 2 Tage davon fast durchgehend auf dem Klo verbracht und ich habe genau jetzt das verdammte Recht, mir die Seele aus dem Leib zu heulen ohne dass Sie mich als depressive Tante hinstellen."

Betretenes Schweigen. "So habe ich es ja auch nicht gemeint..." "Aber ich! Und vielleicht denken

Sie einfach mal darüber nach, dass jeder Mensch das Recht hat, Rotz und Wasser zu heulen nach solchen Mördertagen! Und ich weiß nicht mal ansatzweise, ob und wie ich hier wieder rauskomme."

Der Moment der Erlösung - man schießt mich endlich ab!

Jetzt habe ich drei Schnitte am Bauch mehr, aber ich habe es geschafft. Auch diese Narben werden mich eines Tages daran erinnern, dass ich im tiefsten Inneren meines Herzens immer noch eine Kämpferin bin. Mit oder ohne LmaA-Tablette.

Schneller leben

Es gibt gute Tage. Und es gibt schlechte Tage. Manchmal wünsche ich mir einen guten Tag und habe trotzdem einen schlechten. Einen, der meine Planung - mal wieder - über den Haufen wirft. Wobei ein guter Tag nicht bedeutet, dass ich Bäume ausreißen könnte, sondern er erlaubt mir trotz allem, Dinge zu tun, die an schlechten Tagen nicht möglich sind.

An guten Tagen wünsche ich mir, irgendwie schneller leben zu können. An diesen Tagen möchte ich so viel reinpacken, als hätte der Tag kein Ende. Weil ich es ausnutzen möchte, einen guten Tag zu haben. Und weil ich nicht weiß, wann der nächste schlechte Tag kommt. Der, der mich wieder ausbremst. Der, an dem ich wieder hören werde: "Du siehst aber gut aus!", während es mich innerlich vor Schmerzen zu zerreißen droht. Wieder ein Tag, an dem man mir meine Erkrankung nicht ansieht. Ich wieder zu müde sein werde, um lange Erklärungen zu liefern, warum und weshalb dieser Tag kein guter ist, auch wenn ich "gut" aussehe.

Viele Dinge haben sich mittlerweile "verschoben". Wenn ich einen guten Tag habe, freue ich mich wie ein Schneekönig, bin aber auch traurig, weil mir bewusst ist, dass auch der beste und schönste

Tag irgendwann zu Ende gehen wird und ich nicht weiß, wie der nächste sein wird.

Auch ich habe Ängste, die viele andere vielleicht nicht verstehen können. Weil ich eben nicht weiß, wann der nächste Schub kommen wird. Wie schlimm er sein wird. Wie viel Kraft er das nächste Mal kosten wird. Dann kommen Erinnerungen an so viele Kraftakte, die ich dem MC schon zu verdanken habe. Also versuche ich, so viel Leben in die guten Tage zu packen, wie es geht. Manchmal kostet es echt eine Menge mentale Stärke, diese "alten" Bilder wieder beiseite zu packen und zu sagen: O.k.! Das ist Vergangenheit.

Manchmal ist es auch ein schmaler Grat, nicht bei jedem neuen Schmerz sofort Angst zu bekommen, der nächste Schub könnte sich anbahnen.

Dann gibt es aber auch das Kampfschwein in mir, das sagt: Vielleicht kommt gar kein neuer Schub. Und wenn ein neuer kommt, dann wirst Du auch den schaffen. Es wird wieder schmerzvoll, es wird wieder Kraft kosten und vielleicht wird es auch wieder grenzwertig sein. Aber Du wirst es schaffen!!!

Ich versuche heute, achtsam mit mir selbst umzugehen und versuche, Dinge - und auch Menschen - zu meiden, die mir nicht gut tun. Die mich Kraft kosten. Manchmal mehr, als ich selbst zur Verfügung habe. Also war die Konsequenz,

32

auf die eigenen Grenzen zu achten. Mehr als jemals zuvor.

Leben ist kostbar geworden. So ist es zumindest für mich. Es stehen noch viele Dinge auf meiner Liste, die ich tun möchte. Und eines weiß ich sicher: Ich werde sie tun!

Eine tolle Rolle

Ich hätte niemals gedacht, welch wichtige Rolle diese paar Meter aufgerolltes Papier einmal in meinem Leben spielen würden – das Klopapier.

Zu meiner gesunden Zeit gab es immer nur eine Marke. Weiß, halbflauschig und oft auch gerade das, was im Angebot war. Fertig. Aber die Dinge ändern sich. So auch diese. Wer so viel von diesem Papier braucht wie ich, stellt irgendwann wesentlich höhere Ansprüche an „sein" Klopapier – und sucht irgendwann die Stecknadel im Heuhaufen. Diese kleinen unscheinbaren Rollen bekommen eine ganz besondere Bedeutung, wenn man sie an manchen Tagen bis zu 30 Mal oder mehr braucht. Manchmal stehe ich in einem Supermarkt seufzend vor den riesigen aufgetürmten Bergen voller toller Rollen und kann mich nicht so richtig entscheiden. Bei dem phasenweisen so hohen Verbrauch sollte vielleicht wie bei vielen anderen Dingen der Preis entscheiden. Tut er aber nicht, denn gewisse Ansprüche müssen einfach erfüllt sein.

Drei Lagen taugen nicht viel, vier Lagen sind durchaus akzeptabel. Die Papierqualität spielt eine unschlagbare Rolle. Weich und flauschig muss es sein. Und wer schon mal einen wunden Po hatte vom vielen Abwischen, setzt einfach andere Prioritäten als einen günstigen Preis.

Und irgendwann wird ein schlichtes und farbloses weiß der Rolle auch einfach langweilig. Zu viele Rollen stehen davon einfach im Bad herum und warten auf ihre Benutzung.

Und warum dem Ganzen nicht einfach mehr Farbe verleihen? Der örtliche Supermarkt gibt nicht viel mehr außer farblosen Rollen her. Also versinke ich in den unendlichen Weiten des Internets. Hurra! Man hat uns nicht vergessen! Es gibt Toilettenpapier mit Weihnachtsmotiven, denn wer so viel Zeit auf der Toilette verbringt, stellt sich zu dieser besinnlichen Zeit keinen Weihnachtsbaum ins Bad, sondern erfreut sein Auge an weihnachtlichen Motiven auf der Toilettenpapierrolle. Rentiere, Weihnachtsmänner, Schneeflocken – es gibt nichts, was es nicht gibt.

Es gibt sogar Hersteller, die Rollen mit Sudoku-Rätseln bedrucken. Manchmal brauche ich allerdings schneller das Papier, als ich das Kästchen fertig habe. Und es gibt sogar Rollen, die mit Witzen bedruckt sind. Auch da gilt: Ich schaffe es nicht immer, die Witze ganz zu lesen und hoffe auf eine Wiederholung einen halben Meter weiter.

Bei Toilettenpapier, das mit Stacheldraht oder Kakteen bedruckt ist – aus der Nummer bin ich dann allerdings auch raus.

Ich kann nur zuhause

An der Stelle muss ich es zugeben. Ich kann auf öffentlichen, anderen Toiletten oder wenn ich irgendwo zu Besuch bin, nicht kacken gehen. Also nicht freiwillig. Wobei es durchaus auch Tage gibt, da nehme ich jede Toilette, die sich mir bietet. Dazu zählt auch schon mal eine aufgestellte Toilette aus Plastik, die wackelt wie ein Lämmerschwanz, wenn man auf ihr sitzt, auf einer Baustelle - wenn es sein muss. Da werde ich allerdings zum Kiemenatmer, denn es kostet mich immer eine Heidenüberwindung, eine solche Toilette zu benutzen. Aber wenn man nur noch die Wahl hat zwischen in die Hose machen oder Plastikplumpsklo fällt die Entscheidung doch recht leicht.

Absolute Qual sind für mich Toiletten in öffentlichen Einrichtungen oder in Gebäuden, bei denen die Kabine oben und unter mindestens dreißig Zentimeter Luft hat. Architektonisch sicherlich gut gedacht und zum Putzen bestimmt viel praktischer. Aber: Ich hasse diese oben-und-unten-Kabinen, weil man mich in diesen nicht nur hören, sondern auch riechen kann. Und zwar in Schallgeschwindigkeit. Wenn es sich nicht vermeiden lässt, dass ich eine solche Toilette wirklich nutzen muss – das gilt aber nur für

Notfälle – dann versuche ich immer, den Augenblick zu erwischen, in dem nicht viel los ist. Ich kann mir in immenser Geschwindigkeit in einem vollen Restaurant weibliche Gesichter merken. Die sind nämlich wichtig. Wichtig für die Berechnung, wer von den Frauen gerade auf Toilette sein könnte. Wenn die Männer noch sitzen, dann ist *sie* meist hinter der Tür mit der Aufschrift „WC". Dann schweift mein Blick über die anderen Tische. Manchmal gehe ich auch einfach nur so in die Waschräume. Sind die Kabinen von Decke bis Boden geschlossen, dann ist alles gut. Sind es luftige Kabinen, dann steht Gesichter merken auf meinem Plan.

Ich bin also durchaus in der Lage, ein Buch über ein Tabuthema zu schreiben, beiße mir aber die Zähne aus, wenn mich beim Kacken jemand hören oder riechen könnte.

Worüber sich wahrscheinlich Millionen anderer Menschen keine Gedanken machen, ist mir also durchaus mehr als nur ein paar Zeilen wert.

Genauso ist es auch, wenn ich mit dem Auto unterwegs bin und an einer Raststätte halten muss. Parkplätze nur mit WC nutze ich nur im allergrößten Notfall, weil ich diese immer furchtbar eklig finde. Aber „Dank" meiner Erkrankung verfüge ich über einen WC-Schlüssel für die Behindertentoiletten. Für mich ist das ein unglaublicher Segen, diese benutzen zu dürfen, denn diese sind in der Regel sehr viel sauberer als die „normalen" Toiletten und haben auch meist immer genügend entsprechendes Papier.

Genauso grauenvoll sind Toiletten bei Freunden oder Bekannten, die fensterlos sind. Weil ich weiß, bis die eingebaute Lüftung mein Geschäft auch nur ansatzweise verarbeitet hat, werden gefühlte Stunden vergehen. Ich sitze dann meistens schon in angespannter Haltung beim gemeinsamen Abendessen und picke mir die Lebensmittel heraus, die ich pauschal als unbedenklich einstufe. Damit liege ich auch nicht immer richtig. Leider. Aber kein gesunder Mensch kann nachvollziehen, wie furchtbar es ist, dann auf eine Toilette gehen zu müssen, die nicht die eigene ist.

Wenn ich in einem Schub bin, dann gebe ich auf der Toilette explosionsartige Geräusche von mir und wenn ich fertig bin, dann rechne ich minütlich damit, dass irgendjemand ABC-Alarm auslösen könnte. Ich habe leider nicht immer die Wahl und die Rechnung, immer nur zuhause die Toilette zu benutzen, ist auch schon oft genug nicht aufgegangen.

Und ich bin auch nach vielen Jahren mit der Erkrankung leider nicht so weit, als dass mir das am sprichwörtlichen Arsch vorbeigeht. Tragischer Weise.

Bitte nur im Dunkeln

Wer als Single mit einer solchen Erkrankung leben muss und sich nach einem Partner sehnt, hat es doppelt schwer. Die Partnersuche wird zu einer echten Herausforderung und die große Frage während der Suche ist und bleibt: Wann ist der richtige Moment, um sich mit dieser Erkrankung zu „outen"?

Wenn man z.B. in einer online-Partnerbörse sein Profilbild einstellt, dann sieht man die Erkrankung nicht. (Irgendwie habe ich das gerade wunderbar neutral beschrieben – also gut, nun Butter bei die Fische.)

Meine Ehe ging nach nur vier Jahren in die Brüche. Schuld war nicht meine Erkrankung, sondern es gab andere Ursachen. Auch wenn meine Erkrankung ganz bestimmt oft für beide Seiten eine Herausforderung und auch Belastungsprobe war – sie war nicht der Grund für das Scheitern der Ehe.

Aber auch ich hatte (Betonung liegt auf hatte), viele Momente, in denen ich mir wieder eine Partnerschaft gewünscht habe. Ich glaube, jeder von uns verspürt tief in sich den Wunsch, sein Leben mit dem einem Menschen zu teilen, zu dem man sagt: „Hey, mit Dir möchte ich gerne alt werden." Ich kenne die typischen Single-Sprüche so nach dem Motto: Ich bin glücklicher alleine. Unabhängig, frei, ich kann machen, was ich will. So richtig glauben kann ich das bis heute nicht.

Die chronische Erkrankung macht diese Angelegenheit allerdings nicht wirklich einfacher.

Ich glaube, auch ein gesunder Single hat es heutzutage schwer, den Partner schlechthin zu finden. Es ist irgendwie die Suche nach der Stecknadel im Heuhaufen und ich finde, mit Morbus Crohn wird die Stecknadel noch mal viel kleiner und der Heuhaufen sehr viel größer. Jeder bringt seine eigene Geschichte mit, oft eine Ansammlung von guten und leider auch oft schlechten Erfahrungen. Man ist eben keine 17 mehr, wo der Himmel irgendwie noch immer blau ist und die Sonne immer scheint.

Ich habe mich jedenfalls getraut. Trotz meiner üblen Erfahrungen im Internet vor vielen Jahren gehe ich auf die Suche nach einem Partner. Meinen Text halte ich kurz und knapp, ein paar nette Schnappschüsse sind schnell hochgeladen. Es dauert auch nicht lange, bis mir mein Laptop die ersten eingetrudelten Zuschriften mit einem leisen „Pling" vermeldet.

Hmmm… Ich schaue Bilder und die dazugehörigen Texte. Ich lese die Zuschriften – und antworte auf die wenigsten. Einer gibt ganz klar zu, dass er nur ein Vögelverhältnis sucht – da bin ich die Falsche. Und ich drücke den Button: „Löschen".

Es gibt ein paar ganz nette Zuschriften, unverbindlich, keine Anmacherei, sondern einfach nur nett. So, und damit ist mein Problem wieder da. Wann soll ich sagen, dass ich chronisch krank bin? Soll ich tun, als würde ich voll im Leben stehen und pumperlgesund sein? (Ich kann nicht lügen.). In meinem Profil hatte ich angegeben: Rentnerin – und das hat mir schon einen Stich ins Herz versetzt. Viel lieber hätte ich geschrieben: Angestellte, selbständig, was auch immer. Aber es wäre gelogen. Und ich halte es für keinen guten Beginn, mit einer Lüge einen Austausch, um den anderen besser kennenzulernen, zu starten. Ich winde mich innerlich wie ein Aal. Soll ich in der ersten Mail schon schreiben: „Du, übrigens ich bin chronisch krank." Ich möchte den Mann kennenlernen, der daraufhin antwortet: „Macht doch nix, das ist doch nicht schlimm. Ich will Dich trotzdem kennenlernen."

Meine Profilbilder sind ja ganz nett, aber sie zeigen nicht das Ausmaß der Erkrankung. Und es kam, wie es kommen musste: Meine Erkrankung bricht mir das Genick. Wahrscheinlich zu höflich, um klar zu sagen: Danke für Deine Ehrlichkeit, aber ich möchte lieber eine gesunde Frau als eine chronisch Kranke, hüllen sich alle in Schweigen.

Keiner fragt genauer nach, keiner will mehr von mir wissen. Von dem Menschen, bzw. der Frau, die hinter dem Bild steckt und deren Hülle man(n) „hübsch" findet.

Ich stelle die Suche im Internet wieder ein. Weil es mich zu sehr frustriert – und auch das kratzt an meinem Ego.

Ich bin sowieso schon voller Hemmungen, weil ich mir auch darüber Gedanken mache, wie mein Körper auf einen Mann in dem Moment wirken wird? Naja, in dem Moment, in dem man vielleicht mehr macht als nur knutschen und fummeln. Wie wird er reagieren, wenn er zum ersten Mal das sehen wird, was normalerweise meine Kleidung verbirgt? Traurige Tatsache ist ja mal, das ich unten herum mittlerweile zerschnitten bin wie ein Flickenteppich. Von den Narben am Bauch mal abgesehen. Aber die sind nicht ganz so groß.

Ein Freund macht mir Mut, in dem er sagt: „Der Mann, der Dich liebt, der nimmt Dich so, wie Du bist. Den werden Deine Narben nicht stören."

Ja, schön wäre es, denke ich mir. Welcher Mann bindet sich denn freiwillig eine Frau ans Bein, deren Hülle schon mehr als nur leicht ramponiert ist? Mein Entschluss steht fest: Sollte irgendwann der Tag kommen, an dem es um mehr geht als nur um knutschen und fummeln, dann wird meine Auflage sein: Nur im Dunkeln.

„Oh, Du bist berentet. Das ist ja toll!."

Ich weiß nicht, wer diese Aussage erfunden hat, Rentner haben immer Zeit, aber ich hasse ihn mittlerweile genauso wie den „Man sieht Dir ja gar nichts an"-Spruch.

„Ach, Du hast es ja gut, dass Du in Rente bist. Ich muss noch soo viele Jahre arbeiten." Meine Antwort in der Regel: „Echt? Du, das würde ich auch gerne sagen können." Mit dieser Aussage kann ich mein Gegenüber in der Regel doch – leider meist nur sehr kurzfristig – verwirren.

Wenn diesen Satz jemand zu mir sagt, steigt mein Aggressionspegel von null auf hundert in weniger als 3 Sekunden.

Fakt ist mal eins: Mein Ziel war nie, mit Mitte 40 – wenn auch nur befristet – berentet zu werden und wer glaubt, man kriegt in unserem Land die Rente hinterhergeschmissen, der unterliegt einem glatten Trugschluss.

Ich persönlich war unendlich traurig, als der Rentenbescheid kam. Weil er mir schwarz auf weiß präsentiert hat, das ich für den Arbeitsmarkt nicht mehr geeignet bin. Vorausgegangen war der zweite Schub und ein Jahr, von dem ich mehr in der Klinik war und mit offenen Wunden zu kämpfen hatte als jemals zuvor. Manche Wunden heilten überhaupt nicht zu und ich hatte Wochen, in

43

denen ich nicht mal vernünftig sitzen konnte. An solchen Stellen Wunden zu haben wo ich sie habe, bedeutet auch, nach jedem Toilettengang diese Wunden ausduschen und zwar konsequent. Und damit lebe ich übrigens auch bis heute.

Nach Eintreffen des Rentenbescheides hieß es erst einmal: Wunden lecken. Ich habe mich erst mal im Selbstmitleid gesuhlt wie die Sau im Dreck. (Und ich finde, das Jammern ab und an durchaus legitim ist. Man darf sich nur nicht darin verlieren).

Für mich war der Bescheid jedenfalls ein Schlag ins Gesicht. Ich wollte wieder arbeiten und nicht dem Staat auf der Tasche liegen. (Ja, ich weiß. Schließlich habe ich ja auch jahrelang eingezahlt. Na und?) Meine Pläne waren ganz andere gewesen. Ich wollte wieder einen Job haben, der mir Spaß macht und nicht nur zuhause herumsitzen. Mir fiel phasenweise sowieso schon langsam aber sicher die Decke auf den Kopf.

Ich weiß auch nicht, warum so viele Leute denken, dass es total geil sein muss, wenn man berentet ist. Die Realität ist nämlich eine andere: Das fängt schon in dem Augenblick an, in dem man die Summe auf dem Rentenbescheid liest und kurz vor der Ohnmacht und Schnappatmung steht, weil man die Zahlen, die da schwarz auf weiß stehen, gar nicht glauben kann. Ich habe zum Zeitpunkt des Eintritts meiner vollen Erwerbsminderungsrente knapp 30 Jahre gearbeitet, wenn man meine Lehrzeit dazurechnet. Davon 10 Jahre im Ausland gelebt und gearbeitet. Dafür erhalte ich – nach kürzlich korrigierter Anpassung – sage und schreibe 537 Euro. Das ist schon mal der Punkt, an dem ich den Satz: „Oh, Du bist Rentner, das ist ja toll!" einfach nur zum Kotzen finde.

Offenbar scheinen viele der Meinung zu sein, wer berentet wird, bezieht einfach das volle Gehalt weiter und steht damit dann auf der Sonnenseite des Lebens.

Tatsache ist aber, dass man genau in dem Moment auch lernt – lernen muss, dass man als Rentner in unserem Land ganz schön gelackmeiert ist. Denn man muss sich erst mal damit abfinden, dass man auf einmal nicht mehr alleine existenzfähig ist. Und für mich war es mehr als demütigend, zum Amt zu gehen und zu sagen: „Ich muss leider Wohngeld beantragen, weil ich es mit der Rente alleine nicht schaffe, zu überleben." Ich habe vor Betreten des Gebäudes geheult und hinterher auch. Weil ich mein Leben lang nie um Geld habe bitten müssen, sondern alles alleine hinbekommen habe.

Und das ganze Ding geht ja weiter. Was vorher total normal und selbstverständlich war, ist es plötzlich nicht mehr. Wenn mir früher Schuhe oder Klamotten gefallen haben, dann habe ich sie gekauft. Ohne im Kopf drei Mal nachzurechnen, ob ich mir das überhaupt leisten kann. So einfach war das. Aber das war früher. Zu meinen gesunden Zeiten.

Heute ist es anders. Ich bin schon immer achtsam mit meinen Sachen umgegangen und das zahlt sich heute hin und wieder aus, weil sie dadurch – so glaube ich wenigstens – länger halten. Zumindest rede ich mir das ein und meinem Seelenfrieden hilft es.

Aber viele Dinge sind für mich unbezahlbar geworden. Einen Kino- oder Theaterbesuch muss ich mir irgendwo anders absparen. Mal schnell irgendwo einen Kaffee trinken muss ich mir auch gut überlegen. Obst und Gemüse kaufe ich samstags kurz vor Feierabend, wenn es für 30 Prozent Nachlass verkauft wird. Kleidung kaufe ich nur noch selten – ich zehre von den Sachen, die ich noch habe. Essen gehen ist Luxus geworden und mit Freunden mal in die Kneipe gehen auch.

Und ich schäme mich immer noch dafür, mit Beginn meiner Rente irgendwie am Ende der Nahrungskette zu stehen.

Es gibt Tage, da fühle ich mich gedemütigt von Menschen, die bei Ämtern arbeiten. Weil sie nicht verstehen können, wie es ist, aus einem normalen Leben hineinkatapultiert zu werden in ein

Rentnerleben, das durch eine Krankheit ausgelöst wurde.

Es ist nicht genug, täglich an die Erkrankung erinnert zu werden, die einen ein Leben lang begleiten wird. Nein, mit an dem Dominoeffekt hängen noch ganz andere Dinge. Nämlich der Kampf ums Überleben, um das blanke Existieren.

Ich wollte nie viel von meinem Leben, ich brauche kein großes Haus, keinen Kontostand mit vielen Nullen auf der Habenseite, aber ich möchte nach fast 30 Jahren Arbeiten ein menschenwürdiges Leben führen können, ohne auf fremde finanzielle Hilfe angewiesen zu sein.

Und es kratzt an meinem Ego und meinem Selbstbewusstsein. Auch das muss ich zugeben. Und es kann mir keiner erzählen, dass das alles ein erstrebenswerter oder beneidenswerter Zustand ist.

Und was den Faktor Zeit angeht: Ja, ich habe vielleicht in den Augen anderer mehr Zeit als viele andere. Aber die Frage ist doch, was für einen Preis ich dafür zahle? Ich persönlich finde ihn verdammt hoch.

Und ich ruhe mich nicht als Gesunder aus, sondern mein Leben verbringe ich mit den vielen Einschränkungen. Ich versuche, das Beste daraus zu machen. Die Mehr-Zeit sinnvoll zu verbringen. Mit Dingen, die nicht viel kosten, mir aber gut tun.

Deswegen sind solche Sätze wie: „Gönne Dir doch mal ein schönes Wellnesswochenende" flüssiger als Wasser, nämlich überflüssig. Ja, das würde ich wahnsinnig gerne tun, ebenso wie einfach mal ein Wochenende wegfahren oder irgendwo Urlaub machen. Aber das gibt mein Budget nicht her.

Aber wie alles Negative hat auch eine solche Situation positive Seiten: Man lernt, mit wenig auszukommen. Ich könnte mich jetzt beklagen und lamentieren, wie furchtbar die ganze Situation ist. Die Folge wäre: ich würde mich selbst niedermachen und herunterziehen. Ich versuche, die Tatsache, dass ich gerade auf 27 qm lebe, nicht als statischen Zustand zu sehen, sondern als einen, der veränderbar ist. Ebenso wie der Zustand meines Rentnerdaseins.

„Think positive" sagt sich immer so schön, ist aber wie so vieles andere auch leichter gesagt als getan.

Aber ich habe gelernt, mich über andere Dinge zu freuen. An guten Tage gehe ich eine kleine Runde spazieren, treffe mich mit Menschen, die mich so nehmen wie ich bin und versuche, jeden Tag einfach zu einem guten zu machen.

Wie ein flambiertes Eichhörnchen

Wenn ich manchmal morgens vor dem Spiegel stehe, dann bleibt an manchen Tagen echt nur ein einziger Vergleich übrig: Nämlich der, dass ich wie ein flambiertes Eichhörnchen aussehe - oder wie ein explodierter Flokatiteppich. Man merkt, ich versuche die humorvolle Annäherung an ein – zumindest für mich – mehr als ernsthaftes Thema. Da sollte wenigstens der Einstieg nicht ganz so ernst sein.

Meine Haare waren mir immer total wichtig. In meinem alten Leben, sprich zu gesunden Zeiten waren sie voll, haben geglänzt und ich war stolz auf sie. Ich habe sie oft offen getragen, weil ich sie selbst so schön fand und ab und an habe ich sogar ein Kompliment für sie abgestaubt. Vielleicht sind Haare uns Frauen auch so extrem wichtig, weil sie etwas mit unserer Weiblichkeit zu tun haben. Aber vielleicht trifft es Männer genau so tief in ihrer Seele und sie reden nur weniger darüber.

Und dann kam der Tag, an dem die ersten Haare ausgefallen sind. Ich dachte damals noch, das wird sich schon wieder regeln. Futter einfach ein paar Vitamine und das wird schon wieder werden. Es gab immer wieder mal Phasen in meinem Leben, in denen sich ein paar mehr als normal üblich verabschiedet hatten. Das ging aber nie lange. Und oftmals waren es Situationen, die sehr stressig waren. (Wahrscheinlich rührt daher auch der Spruch, dass jemand viele Federn gelassen hat)

Aber: So war es leider nicht. Meine Haare wurden immer weniger und weniger. Manchmal graute mir schon davor, sie zu waschen, weil ich wusste, was mich erwarten wird. Und das hat weh getan - und tut es immer noch. Dann habe ich den Scheitel, den ich immer in der Mitte trug, auf die Seite verlagert, damit es nicht so sehr auffällt, wie dünn sie geworden sind.

Ich werde nie den Tag vergessen, an dem ich bei einer Hautärztin einen Termin hatte, um endlich zu wissen, was ich tun kann, um den Haarausfall zu stoppen.

Zwischenzeitlich hatte ich schon ziemlich viel Geld in Kombipräparate gesteckt, die zwar viel versprachen, aber bei mir leider ihr Versprechen nicht hielten.

Nun saß ich also bei der Ärztin und hoffte irgendwie auf eine Art Wundermittel. Kurz und gut: Ich hatte vergeblich gehofft. Ein Blick auf meine Diagnose M. Crohn genügte ihr. „Da haben Sie den Grund." „Und nun?" „Damit müssen Sie leben. Nehmen Sie Medikamente?" „Ja, auch." „Dann haben Sie gleich zwei Gründe."

Das musste ich erst mal wegstecken. Und ich war traurig. Weil ich so sehr gehofft hatte, endlich eine

Lösung präsentiert zu bekommen oder ein Wundermittel verschrieben. Eigentlich ist es total verrückt: Es sind eigentlich „nur" Haare. Und dennoch leide ich wie ein Tier, wenn ich merke, dass sie sich an manchen Tagen gleich büschelweise verabschieden. Ich vergieße auch heute noch Tränen, wenn ich an einem Tag merke, dass es besonders viele sind, die ich verliere.

Manchmal stehe ich vor dem Spiegel und sehe kleine, kurze Härchen, die gerade mal zwei oder drei Zentimeter lang sind. HA! Es sind neue. Wie zarte kleine Pflänzchen zeigen sie sich und ich möchte sie hätscheln, pflegen und hegen. Und wenn ich könnte, würde ich sie einkleben, damit sie möglichst lange bleiben.

Es ist immer wieder und immer noch ein Auf und Ab. An manche Tage verliere ich „normal" viele, denen ich allerdings auch nachweine und an manchen sehr viel mehr als normal.

Phasenweise bin ich auf eine Kurzhaarfrisur umgeschwenkt. Da fehlte mir das Gefühl des... Ja, was eigentlich. Des Weiblichen? Wahrscheinlich auch total bekloppt, aber ich fühlte mich mit ihr einfach nicht wohl.

Ich habe leider noch keine Patentlösung gefunden, wie ich selbst damit umgehe, ohne dass es immer wieder aufs Neue meine Seele berührt. Und es ist manchmal einfach tagesformabhängig. Bin ich gut drauf, freue ich mich an dem „Nachwuchs" und binde die zarten kleinen Härchen mit einem bunten Tuch zurück, um sie zu schonen. An schlechten bin ich einfach traurig darüber, meide am Badspiegel die Lampe, die von oben auf meinen Kopf scheint und bleibe traurig.

Welchem Schweinderl geht's am Schlechtesten?

Die erste Reha steht an. Es war klar. Ich habe es befürchtet. Ich erinnere mich an meine allererste vor vielen Jahren Reha gefühlt am Ende der Welt und mit einer völlig anderen Diagnose. Ich hatte leider kein Maßband dabei, um jeden Tag einen Zentimeter abzuschneiden. Aber ich bin grundsätzlich ein positiver Mensch. Die letzte Reha war schon ein paar Jahre her. Kurz und gut: Ich werde mich überraschen lassen.

Grundsätzlich bin ich nie gerne lange von zuhause weg. My home is my castle und so stehen mir drei Wochen bevor – erst mal – fernab der Heimat. Ich bin traurig, als ich meine Sachen packe. Drei Wochen fühlen sich so lange an. Aber es nutzt alles nix. Als ich die Reisetaschen in mein Auto packe, bin ich irgendwie zwiegespalten. Da muss ich aber nun durch.

Es ist auch dieses Mal der Arsch der Welt. Und „schön" ist ganz bestimmt relativ. Ganz viele Leute würden bestimmt sagen: Oh, die Klinik liegt aber toll und malerisch. Naja. Irgendwie schon. Aber der eigentliche Ort ist einige Kilometer weg. Als ich mein Auto vor dem Haupteingang parke, fühle ich mich irgendwie verloren. An der Rezeption herrscht ein heilloses Gewusel von

Leuten, die gerade auschecken und denen, die gerade einchecken. Ich quetsche mich an Gepäckwagen vorbei, durch Menschentrauben durch und bin schon geschafft, als ich am Tresen stehe. Meine erste Frage lautet auch da: „Wo ist das Klo?". Der Rest ist mir erst einmal egal. Das lässt sich alles später regeln, aber wenn ich nicht sofort eine Toilette finde, dann werde ich sterben. Hier und jetzt und auf der Stelle.

Wenige Minuten später bekomme ich meinen Zimmerschlüssel und die Erklärung, dass das Auto in einem Parkhaus unterhalb des Geländes abgestellt werden kann. Für einen Gesunden mag das eine echte Lachnummer sein – für mich nicht. Meine Taschen habe ich glücklicherweise in der Eingangshalle der Klinik stehenlassen, so dass mir vom Parkhaus bis zum Haupteingang nur meine Handtasche und mein Laptop bleibt. Wobei „nur" echt untertrieben ist. Bereits nach wenigen Minuten habe ich das Gefühl, ich schleppe Steine in Größe eines halben Felsens mit mir herum. Diese hundert Meter leicht bergauf sind eine echte Herausforderung und ich muss mehrfach stehenbleiben. Pumpend wie ein Maikäfer auf dem Rücken. Ich fühle mich nicht wie gerade Anfang 40, sondern wie 80. Mindestens.

Als ich in meinem Zimmer bin, meinem „zuhause" für die nächsten drei Wochen, packt mich dann das heulende Elend. Was will ich eigentlich hier? Was wird mich erwarten? Wie wird es werden? Fragen über Fragen. Ich bin müde – nicht nur von der langen Fahrt hierher, sondern auch die Krankheit hat mich müde gemacht. Die Diagnose an sich, die vielen Arztbesuche, die Nebenwirkungen von Medikamenten, und, und, und…

Die Aufnahmeuntersuchung habe ich am Nachmittag hinter mich gebracht. Kurz und schmerzlos. Ich bin halt einfach eine Nummer, der man 10 Minuten Zeit schenkt. Und nicht ein Mensch, der zwar dieselbe Diagnose hat wie so viele andere hier, aber dennoch seine ganz eigene (Kranken)geschichte hat. Die aber niemanden zu interessieren scheint. Wieder auf dem Zimmer, packe ich lustlos meine Taschen aus und gehe dann ins Hauptgebäude hinüber zum Abendessen in den Speisesaal. Ich kriege meinen Platz zugewiesen an einem Sechsertisch. Normalerweise bin ich ja nicht auf den Mund gefallen, aber ich habe keine Lust auf große Konversation. Ich schiele zur Mitte des Saales, in der sich das Buffet befindet. Hier darf und soll man sich selbst bedienen. Nachdem das Buffet belagert ist wie von einem Heuschreckenschwarm, beschließe ich zu warten. Kurz und gut: Dieses Bild wiederholt sich drei – nein, letztlich fünf Wochen lang. Morgens und abends die heiße Schlacht ums kalte Büffet, um lasches Brot, immer denselben Aufschnitt, dieselbe Marmelade.

Kurz nach Ausbruch meiner Erkrankung wurde mir ans Herz gelegt, mich auch um mein Seelenleben zu kümmern. Mich hat die Diagnose komplett ausgehebelt und ich habe lange gebraucht, um überhaupt auch nur ansatzweise zu verstehen, mit welchen Problemen und Einschränkungen ich ab sofort leben muss.

Ich habe endlich meinen Therapieplan für meinen Reha-Aufenthalt. Von dem ich noch nicht weiß, wie ich ihn durchhalten soll, denn ich fühle mich durch ihn von null auf hundert katapultiert und ich bin vom Lesen der Anwendungen schon geschafft. Aber sei´s drum. Wenn ich nicht mehr kann, dann kann ich nicht mehr.

Als ich dann allerdings auf dem Therapieplan sehe „Gruppentherapie" zieht sich schon alles in mir zusammen. Ich bin niemand, der vor anderen Seelenstriptease betreibt und fühle mich viel zu „neu" mit der Erkrankung, als dass ich da eine Bereicherung für mich und meine Seele erwarte. Aber die Hoffnung stirbt bekanntermaßen zuletzt.

In dem Labyrinth von Gängen, Etagen und Türen – ich hätte Erbsen mitnehmen sollen, um den Weg zu meinem Zimmer wieder zurückzufinden – finde ich endlich den entsprechenden Raum. Insgesamt sind wir etwa 10 bis 15 Teilnehmer. Der Raum ist noch abgeschlossen und so warten wir vor der Tür auf den oder die Therapeuten/in. Ich versuche in den Gesichtern der anderen zu lesen. Manche sind erwartungsvoll, manche müde. Mir fehlt ein positives Gesicht in der Menge. Etwas, das Lebensfreude ausdrückt oder etwas Positives. Ich weiß nicht, ob ich hier richtig bin.

Als die Gruppensitzung anfängt, mache ich es wie in der Schule. Die ist zwar Jahrzehnte her, aber auch damals hat es – vermeintlich - schon geholfen, auf den Boden zu schauen. Leider ist Harry Potter mit seinem Umhang, der unsichtbar macht, nicht mit anwesend. Sonst hätte ich mir diesen ausgeliehen. Ich fühle mich in der Gruppe nicht wohl und ich fürchte, dass man mir das auch ansieht. Kurzes Vorstellen, wer ich bin und welche Diagnose ich habe. Es genügen zwei kurze Sätze. Ich rechne kurz nach. Wenn diese Stunde eine therapeutische Stunde ist, wird sie nicht länger als 45 Minuten dauern. D.h. bei 12 Teilnehmern entfallen auf jeden Teilnehmer genau weniger als 4 Minuten. Dazu müsste aber der Therapeut schweigen. Was er nicht tut, denn schweigen ist ja auch nicht seine Aufgabe. Er soll uns ja interessante Details aus unserem Seelenleben entlocken. Andererseits kann auch eine Minute dreißig Redezeit verdammt lang sein, wenn es einen selbst trifft. Glücklicherweise antworten einige Teilnehmer ausführlicher als gedacht, so dass ich erst einmal vom Erzählen verschont bleibe.

Bis dato dachte ich immer, es hat seinen Sinn, dass es Gruppensitzungen gibt. Man tauscht sich aus, lernt sich näher kennen, hat sicherlich durch eine gemeinsame Diagnose so etwas wie eine gemeinsame Schnittmenge. Die haben wir auch. Aber ich merke, dass mich die kurzen Sätze der anderen über ihren bisherigen Leidensweg herunterziehen. Und zwar ordentlich. Und mehr, als mir lieb ist. Ich hätte gerne auch etwas Positives zur Abwechslung gehört. Und auch gerne mal etwas zum Lachen gehabt. Aber was ich noch viel Schlimmer finde: Ich habe das Gefühl, ich muss meine Seele schützen. Ich weiß noch nicht, wie ich es schaffen soll, dass mich das Leid der anderen nicht so erreicht. Sie haben ohne Frage mein Mitgefühl, aber ihre Geschichten machen mir Angst. Irgendwie bekomme ich die drei Wochen, nein, korrigiere: 5 Wochen, um. Es sind nicht einmal die Tage, die sich ziehen, sondern es ist die Zeit nach dem Abendbrot, nach der täglichen heißen Schlacht am kalten oder manchmal auch warmen Büffet. Ich suche nach kreativen Angeboten in der Einrichtung. Leider vergeblich. So sitze ich quasi meine Zeit ab. Ziehe die

Anwendungen durch. Manche mehr schlecht als recht, aber ich nehme teil. Ebenso wie an Vorträgen über die Erkrankung an sich, über Ernährung in jedem Stadium der Krankheit, werde zugeworfen mit Papieren, wann ich was essen kann und soll. Was schädlich ist, was gut ist. In welchem Zustand sich Obst und Gemüse befinden sollte, damit es besser verträglich ist. Geschält, püriert, gar nicht. Und so weiter, und so weiter. Als ich entlassen werde, bin ich verunsicherter denn je. Wenn sich 150 Menschen zusammengepfercht in einem Vortragssaal versammeln, die dieselbe Erkrankung haben, dann stehen hinter jedem einzelnen auch einzigartige Geschichten. Woher soll ich wissen, ob das alles auch so auf mich zutrifft? Jeder Verlauf ist anders, jeder Mensch ist anders. Wenn der Mensch, der neben mir sitzt, Tomaten verträgt, ich aber nicht, dann gilt das jetzt für immer oder nur für ein paar Tage oder ein paar Wochen?

Ich hätte mich gerne sicherer gefühlt als ich entlassen werde. Sicherer im Umgang mit meiner Erkrankung. Wann etwas gilt. Wann etwas für mich gilt. Aber so viele Fragen bleiben unbeantwortet. Leider.

Und bis heute meide ich Selbsthilfegruppen. Es mag durchaus gute geben, mein Bedarf ist bis heute gedeckt.

Total bek(n)ackt

Ich merke, dass mir die Erkrankung auf mein Seelenleben schlägt. Es fühlt sich an, als wäre ich in neues – krankes – Leben geworfen worden, zu dem mir jegliche Gebrauchsanweisung fehlt. Ich werde oft traurig, ich bin stiller geworden. Ich habe mich vom „Außen" zurückgezogen. Den Alltag zu bewältigen – sowohl psychisch als auch physisch – fällt mir unendlich schwer. Noch immer bin ich krankgeschrieben und so langsam machen sich in mir auch Existenzängste breit, die mir sehr zu schaffen machen. Was ich früher in wenigen Minuten erledigt habe, dazu brauche ich heute Stunden. Mal eben schnell Fenster putzen, einkaufen gehen, die Wohnung feudeln, staubwischen oder nur mal eben so saugen – das sind alles gerade Wunschträume. Jeder Handgriff kostet mich unendliche Kraft und Energie und ist mit Schmerzen verbunden. Manchmal bin ich trotzig und putze trotzdem – die Quittung in Form von unendlichen Schmerzen lässt nicht lange auf sich warten.

Ich möchte irgendwie mein altes Ich zurück. Ich wünsche mir, es gäbe einen Schalter, den ich einfach nur umzulegen brauche, dann bin ich in meinem neuen – und kranken Leben angekommen und vieles fällt leichter. Den gibt es aber nicht –

also gilt mal wieder: Mach das beste draus! Haut aber auch nicht wirklich hin. Ich fühle mich beschissen und kann nicht auf einmal positiv denken, nur weil es andere von mir erwarten. Und den Spruch: Anderen geht es bestimmt noch viel schlechter als Dir – auch den kann ich nicht mehr hören. Ja, das mag sein. Aber es gibt auch viele andere, denen es sehr viel besser geht. Und zu denen möchte ich auch wieder zählen.

Ich beschließe, mir einen Therapeuten zu suchen, der mich wieder auf die Spur bringt. Der sich mein Gejammer – was ich durchaus ab und an legitim finde – anhört und mir vor allen Dingen etwas an die Hand gibt, um meinen neuen Alltag besser bewältigen zu können. Umdenken, Verhaltensregeln – was auch immer. Ich nehme alles.

Wer aber jetzt glaubt, erstens: Schnell einen Therapeuten zu finden und zweitens: Schnell einen Termin bei einem solchen zu erhalten, wenn er denn gefunden ist, ist auf dem absoluten Holzweg.

Das für mich persönlich Schlimmste ist ein Gespräch mit der Ärztekammer., nachdem mein Abtelefonieren bei ansässigen Therapeuten ohne jeglichen Erfolg geblieben ist. Es ist zum Davonlaufen.

Fakt ist: Ich brauche Hilfe und bin auch auf der Suche nach ihr. Also rufe ich die Ärztekammer an und bitte um Hilfe bei der Suche nach einem Therapeuten.

„Oh, Sie brauchen einen Therapeuten?"

„Ja und das bitte möglichst schnell, weil ich dringend Hilfe brauche. Mir läuft mein Leben gerade aus dem Ruder, weil ich krank geworden bin. Mich hat es aus meinem alten Leben gerissen, weil ich chronisch krank geworden bin."

„Haben Sie es schon selbst versucht?" (Sehr witzig)

„Ja. Ich habe alle ansässigen Therapeuten abtelefoniert und komme aber alleine nicht mehr weiter."

„Es tut mir leid, aber Sie werden ungefähr zwei Jahre warten müssen."

„Zwei Jahre warten? Auf was?"

„Auf einen Termin."

„Das ist nicht Ihr ernst, oder?"

„Doch. Das ist leider so."

„Besorgen Sie sich doch jetzt schon mal eine Überweisung, auch wenn Sie noch nicht so depressiv sind."

„Sie möchten mir jetzt allen Ernstes ans Herz zu legen, mir jetzt eine Überweisung für holen, damit ich für den Fall, dass ich in den nächsten zwei Jahren depressiv – also richtig depressiv werde – dann zeitnahe Hilfe bekomme? Wie soll ich das denn überleben?"

„Leider kann ich Ihnen nicht weiterhelfen."

Ende des Gesprächs. Ich starre den Telefonhörer an. Ich brauche jetzt einen Therapeuten. Und nicht erst in Jahren. Was haben wir für ein beschissenes Gesundheitssystem? In was für einem Land lebe ich eigentlich? Ich bin fassungslos. Und enttäuscht. Wie soll ich die nächsten Wochen und Monate alleine klarkommen? Meine Seele geht spazieren und ganz bestimmt nicht einen Weg, mit dem ich mich gut fühle. Im Gegenteil. Manchmal fühle ich mich wie auf einem Sprungbrett 10 Meter über dem Wasser.

Aber: Ich gebe nicht auf. Gott sei Dank habe ich noch einen Funken Kampfgeist in mir, der mich um mich selbst – und um einen Therapeuten kämpfen lässt. Kurz vor dem Aufgeben und der totalen Kapitulation erreiche ich in meinem Ort einen Therapeuten – und ich bekomme in drei Wochen meinen ersten Termin. Damit zähle ich mich zu einem absoluten Glücksschwein.

Und ich mag nicht an die denken, die gerade noch schlechter drauf sind als ich, noch nötiger Hilfe brauchen als ich sie brauche. Was haben wir nur für ein beschissenes Gesundheitssystem. So viel Geld wird für sinnlose Gebäude oder andere Bauten und Anschaffungen rausgehauen, aber wer wirklich Hilfe braucht, für den ist kein Platz im System.

Auch meine Geschichte

Hat irgendwann einmal angefangen. Und ich kann mich noch so gut daran erinnern, als ob es erst gestern gewesen wäre.

Es ist Ende 2008, als sich die ersten Vorboten zeigen, die ich nicht zuordnen kann. Die mir aber Angst machen. Unglaubliche Angst. Ich habe nicht nur seit Wochen Durchfall, sondern kann auch die ersten Male Blut sehen, wenn ich mich abwische. Und auch in der Toilette wird es immer mehr. Aktueller Stand der Dinge gerade: Seit September habe ich einen Stalker an der Backe kleben, der mir das Leben zur Hölle macht. Ich verbringe meine Tage und Nächte nur noch in Angst, weil ich keine Ahnung habe, ob ich überleben werde. Ich weiß nicht, wie weit er gehen wird. Ob er seine Drohungen, mich umzubringen, in die Tat umsetzt. Und so steht mein Leben innerhalb von kurzer Zeit total Kopf. Letztlich war ich nur auf der Suche nach einer Partnerschaft, als mir im Internet ein Mann begegnet, der sich nur wenige Wochen später als Psychopath entpuppt.

Bis heute sage ich, dass er nicht die Ursache für meine Erkrankung ist, aber sehr wohl der Auslöser.

Als ich damals das erste Blut gesehen habe, hätte ich zum Arzt gehen müssen. Und obwohl ich das wusste, habe ich es nicht getan. Erinnerungen an meine Mutter wurden wach, die innerhalb von sechs Wochen an Darmkrebs verstorben war, als ich gerade mal 14 Jahre alt war. Und so habe ich immer wieder – jeden Tag aufs Neue – die Hoffnung, wenn mein Leben ruhiger werden würde, dann würde sich auch das wieder legen.

Aber so kam es nicht. Im Gegenteil. Es wurde schlimmer und schlimmer. Ich wurde so schnell weniger, dass man mir dabei förmlich zuschauen konnte. Dazu gesellten sich Gelenkschmerzen, die jede Bewegung zur Hölle werden ließen. Eines Tages entdeckte ich einen Ausschlag unterhalb des linken Auges. Er veränderte sich jedoch nicht und blieb irgendwie „statisch".

Als ich dann, wenige Wochen nach dem Prozess gegen meinen Stalker, meinen damaligen Partner kennenlernte, führten wir zu Beginn noch eine Fernbeziehung. Ich wollte ihn an einem Wochenende unbedingt besuchen, also fuhr ich Freitagnachmittag dann los. Uns trennten damals exakt 367 km. Ich merkte wohl, dass die lange Fahrt eine Herausforderung werden könnte, aber ich wollte zu ihm. Also fuhr ich los. An dem Wochenende bei ihm spitzte sich die Lage allerdings zu. Am Sonntag hätte ich wieder zurück gemußt, bekam allerdings hohes Fieber. Somit konnte ich nicht zurückfahren. In mir machte sich

Panik breit. Ich wollte mich am nächsten Tag nicht krankmelden, weil ich Angst hatte. Angst davor, lange Zeit nicht mehr arbeiten gehen zu können und Angst vor dem, was kommen könnte. Wahrscheinlich habe ich damals schon gespürt, das die Lage ernst war.

Montags konnte ich nicht mehr laufen, weil meine Fußgelenke so heiß und geschwollen waren. Abends hatte mich mein Freund zu seinem Hausarzt gefahren, der sofort für einen Krankenhausaufenthalt plädierte. So landete ich letztendlich als Notfall in der Klinik. Nicht in meinem Heimatort, sondern fast 400 km entfernt.

Meine Blutwerte waren eine einzige Katastrophe und mir stand eine Magen- und Darmspiegelung bevor. Meine erste überhaupt. Sich auf einem Viererzimmer mit einer anderen Dame, bei der am nächsten Tag ebenfalls eine solche Spiegelung geplant war, nur eine Toilette teilen zu müssen, war allerdings auch eine Herausforderung, die ihresgleichen sucht. Ich konnte sowieso kaum noch laufen und nach Einsetzen der Wirkung des Abführmittels war es jedes Mal eine einzige Qual, die wenigen Meter zum Bad zurückzulegen.

Meine Füße passten nicht einmal mehr in meine Hausschuhe, sie quollen über und neben dem Schuh heraus.

Ich hatte laut Ärzte schon so viel Blut verloren, als ob ich gerade eine Geburt hinter mich gebracht hätte. Mittlerweile konnte ich nicht mehr essen und sogar beim Trinken von Wasser rebellierte mein Darm.

Klarheit brachte dann die Magen- und Darmspiegelung. Morbus Crohn von oben bis unten. Inklusive Mund, Speiseröhre bis zum After.

Fressorgien und Co.

Niemand hat mich auf das vorbereitet, was mich bei meinem ersten Schub während der Behandlung erwartet. Ich weiß jetzt, dass ich unter Morbus Crohn leide. Mit Anfang 40 eigentlich viel zu alt dafür, aber dennoch meine Diagnose.

Ich liege als Pflegefall im Krankenhausbett und bin unfähig, mich zu bewegen. Meine Gelenke sind nach wie vor angeschwollen und machen ein normales Bewegen unmöglich. Ich kann nicht einmal mehr alleine essen.

Das einzige, das noch halbwegs funktioniert, ist mein Gehirn und die Grundfunktionen meines Körpers.

Ich liege in meinem Bett und schaue aus dem Fenster. Lesen kann ich nicht, weil ich den Lesestoff in welcher Form auch immer nicht mehr halten kann. Zwischenzeitlich bekomme ich selbst vom Pflegepersonal mitleidige Blicke. Am Nachmittag kommt eine Ärztin mit einer Spritze in der Hand in das Krankenzimmer mit der Aussage, dass meine Behandlung jetzt losgeht. Ich will aber schon wissen, was man mir in den Zugang auf meinem Handrücken reinballert und frage nach, was man mir da geben möchte.

Ihre Antwort kurz und knapp: Cortison. Aha. Mir sagt der Wirkstoff was, aber ich habe bis dato keine Erfahrungen damit gemacht. Weder gute noch schlechte. Also lasse ich mich überraschen.

Welch Wundermittel! Ich kann förmlich zusehen, wie meine Gelenke abschwellen und ich traue mich vorsichtig, mich wieder zu bewegen. Mein Knie ist fast abgeschwollen und lässt sich wieder biegen. Ich bin begeistert! Wenn das so schnell so weitergeht, bin ich bald wieder zuhause und habe mein altes Leben wieder. Ich bin ein Glückspilz! Denke ich. Noch.

Nachts um drei werde ich wach und schwimme in meinem eigenen Bett, als ob jemand mehrere Liter Wasser in ihm ausgekippt hat. Ich habe klatschnasse Haare und mein Herz schlägt mindestens doppelt so schnell wie normal. Ich klingele nach der Schwester und habe das Gefühl, meine letzte Stunde hat geschlagen. Der Blutdruck stimmt, die Herzfrequenz ist zu hoch und der Rest. Der „Rest" ist das, was mich die nächsten Wochen und Monate begleiten sollte – die Nebenwirkungen vom Cortison.

Und ich hätte niemals gedacht, wie fertig einen diese machen können. Die Cortisonbehandlung geht noch wochen- und monatelang weiter und ich leide wie ein Tier. Jede Nacht wache ich auf, habe nasse Haare, bin klatschnass geschwitzt und muss nicht nur mich duschen und umziehen, sondern auch das Bett neu beziehen. Das wird über Wochen und Monate ein nächtliches Ritual.

Und was noch viel schlimmer ist: Ich bekomme unglaubliche Fressattacken, bei denen es mir total egal ist, was ich am Tag oder nachts in mich hineinschaufele. Und ich kenne kein Maß mehr, denn mein Sättigungsgefühl ist einfach nicht mehr vorhanden. Jeder normale oder gesunde Mensch hat irgendwann das Gefühl: Mann, bin ich vollgefuttert und satt. Das kenne ich nicht mehr.

Ich bekomme den klassischen Stiernacken und gehe auf wie ein Hefekloß. Mein Seelenleben gerät aus dem Ruder und ich habe nicht nur depressive Züge, sondern fühle mich zu allem Übel auch noch unendlich hässlich. Ich habe nicht mehr das, was man eine Figur nennt, sondern fühle mich wie ein Quadrat auf zwei Halterungen. Das Haus verlasse ich nur noch, wenn ich muss. D.h. ich habe einen Arzttermin oder irgendeine andere Behandlung. Aber nur „just for fun" gehe ich nicht mehr weg. Erstens leide ich noch viel zu sehr unter meiner Erkrankung und kann mich kaum bewegen und zweitens möchte ich nicht, das mich Freunde oder Bekannte so sehen. Somit wird jeder Blick in den Spiegel zur Qual. An jedem einzelnen Tag.

Ich hoffe jeden Tag darauf, dass die Spitze des Eisberges endlich erreicht sein möge, weil ich nicht weiß, in welchen Dimensionen mein Körper enden wird.

Ich hoffe auf die magische 5 mg-Grenze. Ab da soll alles wieder besser werden. Und ich bete jeden Tag, dass ich diese bald erreicht habe.

Mein Selbstwertgefühl ist im Keller, weil ich manchmal vor dem Spiegel stehe und denke, das bin ich nicht mehr.

Und Geduld war noch nie meine Stärke, denn als die verteilt wurde, stand ich bekannterweise gerade hupend im Stau.

Und so wird jeder einzelne Tag für mich zum Höllenritt – und auch durchaus zu einer Belastungsprobe für meine Beziehung. Ich bin nicht mehr gut drauf, ich fühle mich hässlich (und sehe auch so aus) und bin ein völlig anderer Mensch. Die Frau in mir scheint es nicht mehr zu geben. Dieser andere Mensch aber weder mir selbst, noch meinem damaligen Partner gefällt. Wenn ich vor meinem Kleiderschrank stehe, könnte ich nur noch heulen. Nichts passt mehr und alle Klamotten scheinen jemandem anderen zu gehören. Zu klein, viel zu klein….und die Totlachnummer..

Aber irgendwann habe ich die 5 mg-Grenze erreicht.

Und ganz, ganz langsam purzeln auch wieder die Kilos und mein Nacken sowie mein Körper nehmen wieder normale Formen an. Es könnte allerdings schneller gehen.

Mein Verhältnis zu Cortison ist und bleibt bis heute gespalten. Ich weiß, dass es mir im Notfall – oder sprich im Schub – das Leben retten wird. Aber ich weiß auch, wie viel neues Leid es bedeutet, wenn es wieder einmal eingesetzt werden muss.

Und ich weiß auch, das irgendwann für mich der Tag kommen wird, an dem es nicht mehr helfen wird und es dann gilt, neue Wege zu suchen und zu gehen.

Der Sensenmann und ich

Ich lebe jetzt seit 2009 mit Morbus Crohn und bis dato steht es 4:0 für mich – und gegen den Sensenmann. Ich finde, das ist ein echt guter Schnitt.

Aber hinter den Zahlen 1 bis 4 stehen jeweils Angst, Kampf und manchmal auch ein Stück Hoffnungslosigkeit. Nämlich dann, wenn ich mal wieder in der Klinik liege, mich die Schmerzen zu zerreißen drohen und ich – auch mal wieder – nicht weiß, wann ich wieder auf den Beinen sein werde.

Und es ist so schwer, jemandem, der das – glücklicherweise – noch nie erlebt hat, zu erklären, was in solchen Momenten in einem vorgeht.

Wenn ich allein in meinem Krankenhausbett liege. Keine Kraft mehr habe, um alleine zur Toilette zu gehen. Ich überall Schmerzen habe. Ich nicht weiß, wie schlimm ist es dieses Mal. Es ist das Warten auf die nächste Magen- und Darmspiegelung und den dazugehörigen Befund. Es ist die Hoffnung, dieses Mal ist vielleicht nicht so schlimm. Auch wenn ich innerlich eigentlich schon weiß: Doch, dieser Schub ist schlimm. Es sind die Existenzängste, die sich in mir ausbreiten wie ein umgefallener Farbeimer. Langsam, aber stetig. Es sind diese vielen Fragen, die ich mir selbst stelle –

und auf die ich so schnell keine Antworten habe. Es ist die Angst, die ich in den Augen von Freunden oder meinen Lieben sehe, wenn sie mich besuchen kommen.

Es ist das Lächeln, das ich anderen noch schenke, auch wenn es mir noch so schwerfällt und ich eigentlich genau jetzt viel lieber weinen möchte. Es sind die Augenblicke, in denen ich selbst spüre, wie sehr mein Körper kämpft. Gegen die Erkrankung, gegen die Nebenwirkungen der Medikamente - und für das Leben. Es ist die Müdigkeit, die Erschöpfung – und manchmal einfach der Wunsch, einzuschlafen und nicht mehr aufzuwachen. Ja, auch den hatte ich schon. Auch wenn das wahrscheinlich nur schwer verständlich ist. Ich würde lügen, wenn ich sagen würde, dass ich diesen Gedanken nie gehabt habe. Und es sind auch die Momente, die das Auseinandersetzen mit meiner eigenen Endlichkeit bedeuten. Ich glaube, tief in meinem Herzen ist immer noch ein Stück Angst, abtreten zu müssen, ohne so wenig gelebt zu haben. Weil ich bis zum Ausbruch der Erkrankung auch nicht gerade auf Rosen gebettet war. Für mich sind solche Momente immer wieder aufs Neue unglaubliche Herausforderungen. Und in der Situation selbst komme ich so gut wie nie damit klar. Meistens liege ich nach wenigen Tagen wie heulendes Elend in der Klinik, am Ende der eigenen Kräfte. Psychisch und physisch. Erst wenn die Schmerzen wieder weniger werden und ich wieder weniger Durchfall habe, dann erwacht das Kampfschwein in mir. Bis dahin zappelt es nur sehr träge. Ich kann mich an eine Situation erinnern, die ich auch nie vergessen werde. Es war der zweite Schub, der unglaublich zugeschlagen hatte. Ich wusste, wenn ich jetzt ins Krankenhaus gehe, dann bin ich meinen neuen Job los. Der, auf den ich so stolz war, weil die Entscheidung von einem großen Topf mit hunderten von Bewerbern auf mich gefallen war. Mich!! In deren Lebenslauf es krankheitsbedingt schon große Lücken gab. Der Job, mir Freude machte. Denn es würde wieder Monate, wenn nicht ein Jahr dauern, bis ich auch nur annähernd wieder das sein würde, was man als arbeitsfähig beschreibt. Bliebe ich aber zuhause und würde nicht in die Klinik gehen, dann würde ich sterben. Ich konnte schon spüren, wie meine Herzfrequenz immer langsamer und unregelmäßiger wurde. Und ich musste mich entscheiden. Genau jetzt. Entweder für oder gegen das Leben. Keine zehn Minuten später waren der Notarzt und der Rettungswagen da. Vielleicht bedeutet die Erkrankung ja auch, sich immer wieder täglich und stündlich für das Leben zu entscheiden.

Abszess mit Überraschung

Ich habe unendlich viel Körperoberfläche. Das ist einfach mal Fakt. Es gäbe genug Körperteile, an denen ein Abszess nicht so peinlich wäre. Und wie viel einfacher wäre mein Leben, wenn ich so ein Ding am Arm oder Bein hätte. Bestimmt nicht weniger schmerzhaft, aber untersuchungstaktisch nicht so peinlich.

Als ich meinen ersten Abszess hatte, wusste ich nicht einmal, mit was ich es zu tun habe. Gerade nach meinem ersten Schub zuhause angekommen, hatte ich direkt neben meinem Schließmuskel eine Vorwölbung, die höllisch weh getan hat. Und zwei Tage später bei einem Toilettengang ist das Ding aufgegangen. Schwein gehabt. Das sollte in meiner Crohn-Karriere auch der erste und letzte gewesen sein, der diesen Weg gewählt hat und mir einen Krankenhausaufenthalt erspart hat.

Der zweite hatte sich meinen Intimbereich ausgesucht. Ich hatte damals noch die stille Hoffnung, dass er sich auf ähnliche Weise verabschiedet wie der erste – aber weit gefehlt. Ich konnte vor Schmerzen kaum noch krauchen. Er wurde größer und ich hatte das Gefühl, als hätte ich ein glühendes Kohlestück auf der Stelle liegen. Die Lymphknoten in der Leiste schwollen an und Fieber setzte ein. Also nix wie in die Notaufnahme

– ich hatte viel zu viel Schiss, dass das Ding nach innen aufgeht.

In den heiligen Hallen der Notaufnahme angelangt: „Nehmen Sie doch bitte Platz."

„Würde ich ja gerne, aber es geht nicht"

„Oh. Um was geht es?"

„Ich glaube ich habe einen Abszess. Vorne." Verschämtes Deuten auf die Stelle in Höhe Reißverschluss meinerseits.

„Verstehe. Sie dürfen gerne stehen bleiben."

„Danke."

Dann ging das Kompetenzgerangel los. Ich wartete auf den Chirurgen, der beim Hose runterlassen dann doch seinen Fachbereich überschritten sah und die Gynäkologen für zuständig erklärte.

Also wieder anziehen und in die andere Abteilung wandern.

Auf dem Ultraschallbild konnte man die Ausmaße des Abszesses sehen, die mich durchaus erschreckten. Das Ding war so tief, das es nicht mal ansatzweise die Chance gab, dass es von alleine aufgehen würde. Also Operation. Und nicht mal eben schnell ambulant. Sondern aufgrund der Größe stationär. Herzlichen Glückwunsch.

Ich hatte gerade – nach langer krankheitsbedingter Auszeit – einen echten Traumjob gefunden. Vier Stunden am Nachmittag. Von fünfzehn bis neunzehn Uhr in einem Schreibbüro. Gerade mal fünf Wochen war ich da. Ich musste heulen. Morgen muss ich mich krankmelden. Und ich war doch gerade so stolz, dass ich wieder im Arbeitsleben stand. Dann das Procedere, an das ich mich im Laufe der folgenden Jahre gewöhnen sollte. Aufklärung für die Op, Aufklärung für die Narkose. Ab Mitternacht nix mehr Essen.

Und diese Op sollte anders verlaufen als die vielen, die noch folgen sollten. Als ich wach wurde, war der Schmerz nichts gegen die Schmerzen vorher. Ich war heilfroh und rechnete fest damit, am nächsten oder übernächsten Tag wieder nach Hause zu dürfen.

Aber es kam anders. Ich bekam in der Nacht Fieber und der ganze Intimbereich wurde roter und heißer. Von den zunehmenden Schmerzen ganz zu schweigen. Also beschloss man aufgrund der Tatsachen, in der Nacht noch eine Op zu machen. Auf meinem Venushügel lag ein Kühlakku, um mir zumindest ein wenig von den Schmerzen zu nehmen.

Als ich dieses Mal wach wurde, spürte ich, dass wir dieses Mal nicht von einer kleinen Wunde reden würden. Die Schmerzen waren nach der zweiten Op wieder ein Nichts gegen die vorher. Ich hing an einem Antibiotikatropf und harrte der Dinge, die da kommen mochten. Ich versuchte, wenn ich mal auf Toilette musste, einen Blick auf die Wunde zu erhaschen, aber sie war sehr gut verbunden. Aber die harrenden Dinge, die kamen am nächsten Tag bei der Visite.

Als man den Verband runternahm und ich liegend vorsichtig einen Blick nach „da unten" riskierte, blicke mich ein Op-Handschuh an. Ich rieb mir die Augen und hatte irgendwie noch nicht die Brücke von Wunde zu Handschuh gefunden. Ich muss ein einziges Fragezeichen gewesen sein. Die Erklärung folgte auf dem Fuß und war ganz einfach: Da man in der Eile keine große vorgefertigte Lasche gefunden hatte, hatte man einfach einen Untersuchungshandschuh kurzerhand umfunktioniert. Ich weiß gar nicht, wie man einen Moment beschreiben kann, in dem man auf seinem Venushügel einen Gummihandschuh entdeckt, der fröhlich alle vier Finger in die Luft streckt (Den Daumen konnte ich nicht entdecken.) Mein nächster Gedanke war: „Ach Du Scheiße! Wie groß muss die Wunde sein, wenn die gleich einen ganzen Handschuh als Lasche genommen haben."

Und so war es dann letztlich auch. Beinahe die Hälfte meines Venushügels musste weg. Weg, weil sich die Infektion in Windeseile ausgebreitet hatte und man keine andere Wahl hat als diese.

Und als ich nach dieser Op nach Hause entlassen wurde und die Wunde das erste Mal ausduschen –

und damit sehen konnte – bin auch ich in die Knie gegangen. Es klaffte ein Schnitt von ca. 10 Zentimetern auf meinem besten Stück. Sehen tut man das bis heute – auch wenn ich lange das Gegenteil gehofft habe. Ich habe lange Hemmungen gehabt, damit einen Badeanzug zu tragen, weil man es sieht. Behaupte ich. Vielleicht sage ich das auch nur, weil ich weiß, wie verschnitten ich da unten mittlerweile bin.

Und vielleicht auch deswegen, weil diese Stelle so viel mit meiner Weiblichkeit und Intimität zu tun hat.

Irgendwie ist es verrückt. Ich habe im Laufe der Jahre aufgehört zu zählen, wie oft ich nun schon mit den Dingern im Krankenhaus gelegen habe und wie oft man sie aufschneiden musste.

Eigentlich könnte man meinen, wenn man schon im örtlichen Krankenhaus ohne seine Versicherungskarte abgeben zu müssen, mit seinem Namen angesprochen wird und mit den ersten Ärzten auf Du und Du steht, dass auch die Angst weniger wird. Dass es irgendwann Routine wird und sich ein Stück Gelassenheit einstellt. Aber bei mir ist es nicht so.

Manchmal habe ich das Gefühl, nach jeder Vollnarkose brauche ich etwas länger, um wieder klar in der Birne zu werden.

Und ich bin echt eine alte Heulsuse und kann die Male, in denen ich halbwegs gefasst in den Op gefahren wurde, an einer Hand abzählen.

Bis heute zählt es zu meinem Standardprogramm, zwei Mal im Jahr in der Klinik einzuchecken, um diese Abszesse operieren zu lassen. Gelassener bin ich immer noch nicht geworden.

Ich finde es immer noch extrem unangenehm, wenn Ärzte und Schwestern an diesen Stellen zu Gange sind. Und ich fürchte, das wird sich auch nicht mehr ändern.

Machtspielchen

Manchmal ist es gar nicht so einfach. Und zwar immer dann, wenn ich das Gefühl habe, mich mit meiner Erkrankung in einem Boxring zu befinden. So wie sich Engelchen und Teufelchen manchmal streiten, so sieht es dann auch in mir aus.

An schlechten Tagen geht manchmal Mr. Crohn als Sieger aus dem Ring. Er hat gewonnen und ich fühle mich so klein, dass ich unter dem Teppich Hochseil tanzen könnte. Aber diese Tage werden Gott sei Dank weniger.

Und ich will nicht, dass *er* dann die Machtposition bekommt. Dann bin ich wie ein trotziges kleines Kind, das auf den Boden aufstampft. Aber auch ich bin nicht immer so stark, wie ich es gerne wäre, wenn er mal wieder zuschlägt.

Und es ist manchmal wirklich tagesformabhängig, wer als Gewinner im Machtkampf - oder aus dem Ring - hervorgeht.

An guten Tagen, an denen ich kaum Schmerzen habe und ich nicht so oft auf die Toilette muss, fällt es leicht, Mr. Crohn die Zunge rauszustrecken und zu sagen: „Ätschibätsch, heute kannst Du mich einfach mal."

Anders sieht es an den Tagen aus, an denen ich entweder schon eine beschissene Nacht hinter mir habe oder mein Tag damit startet, dass ich kaum die Augen auf habe und so schlimme Darmkrämpfe mich heimsuchen, dass ich quasi aus meinem Bett herauskatapultiert werde.

Dann sitze ich oft auf der Toilette und denke nach, ob ich – mal wieder – einen Fehler gemacht habe. Etwas Falsches gegessen habe oder zu viel oder zu wenig oder mich wieder in Situationen begeben oder mit Menschen umgeben habe, die mir nicht gut getan haben.

Ich denke auch darüber nach, wie alles so weitergehen wird. Werde ich eines Tages wieder voll im Arbeitsleben stehen können? Wieder mein eigenes Geld verdienen, was mir so wichtig ist. Oder bin und bleibe ich ein Pulverfass, das jederzeit hochgehen kann?

Aber ich komme immer wieder zu dem Schluss, dass ich eigentlich nichts weiß. Ich kann darüber nachdenken, wie ich will, auch so lange, bis meine Gedanken nur noch um das Thema kreisen, aber es hilft mir nicht weiter.

Es ist gar nicht so leicht, sich aus dem Gedankenkarussell wieder zu verabschieden, denn wenn es erst einmal Fahrt aufgenommen hat, dann legt es auch ganz ordentlich an Intensität zu.

Früher wollte ich an solchen Tagen niemanden damit belasten. Mit meinen Sorgen, meinem Kummer, meinen Nöten – und mit meinen Gedanken. Aber es hilft wirklich, sich jemandem anzuvertrauen und dann gilt wirklich: Geteiltes Leid ist halbes Leid.

Einfach mal mutig sein

„Man kann sein Leben von seinen Ängsten bestimmen lassen oder von seinem Willen!" Wow! Was für ein Satz! Der übrigens von einem ganz lieben Freund stammt, der als Verfolger bei dem folgenden Erlebnis dabei war. Der Satz ist in meiner Welt allerdings irgendwie fehl am Platz, denn ich habe vor allem möglichen Angst: Spinnen, Höhe, Narkosen. Die Liste lässt sich problemlos erweitern. Oft wäre ich gerne mutiger, das muss ich zugeben. Oder anders formuliert: Auch als ich noch gesund war, war ich schon ein Angsthase. Aber kein so großer wie seit der Gesellschaft von Mr. Crohn. Viele Dinge habe ich mich einfach nicht mehr getraut, weil krankheitsbedingt bei jeder Vergnügung ganz oben auf meiner Liste steht: Wo ist das nächste Klo?

Nun gibt es im Leben Dinge, die kommen so überraschend, das man gar nicht lange Zeit hat, um zu überlegen. Und das ist auch gut so. Als im Sommer abends bei mir das Telefon klingelt mit der Aussage: „Ingrid, ich brauche morgen früh Ballast." folgt erst ein Lachanfall – und dann die Schnappatmung. Ein lieber Freund von mir hat für eine Heißluftballonfahrt am nächsten Morgen einen Passagierausfall. Super. Ich wollte schon immer mal Ballast sein. Der Ringkampf in mir beginnt und erreicht alle Facetten von. „Pffft. Ich bin doch nicht bescheuert" bis zu „Oh Mann. Das würde ich mich ja gerne trauen." In einem Anfall des Wahnsinns sage ich zu. Was mich eine schlaflose Nacht kostet, wobei die sowieso sehr kurz ist, weil ich um 3.30 Uhr aufstehen muss. 4.15 Uhr. Ich bin 30 Minuten zu früh am vereinbarten Treffpunkt - die eigentliche Treffzeit ist 4.45 Uhr. Und nochmal exakt 15 Minuten später wird es soweit sein. Grundsätzlich gilt bis jetzt mein Wahlspruch: "Wenn der liebe Gott gewollt hätte, dass ich fliege, dann hätte er mir Flügel geschenkt!" Und das hat er nun mal nicht. Hätte mir vorgestern jemand gesagt, dass ich am 24.06.2016 in einen Korb steigen werde, der an einem riesigen Ballon dranhängt, hätte ich gesagt: "Träum weiter! Das kann gerne jeder machen - ich werde niemals zu diesen Menschen zählen!" Und Mr. Crohn macht sich bemerkbar. Das war ja auch wieder klar. Der Mann, der am frühen Morgen in der Tankstelle Kunden bedient, lässt mich ohne Probleme die Kundentoilette benutzen - und zwar mehrfach. Ich erzähle ihm, dass mich gleich eine Heißluftballonfahrt erwarten wird, mit einem Schmunzeln hat er Verständnis. Aus lauter Dankbarkeit kaufe ich bei ihm Schokoriegel und eine Großpackung Kaugummi. In meinem Kopf spielen sich bereits sämtlich Horrorszenarien ab:

Was ist, wenn ich oben bin und ich muss mal. Notlandung? Anderen Passagieren die Fahrt damit versauen? Und schon beginnt wieder die gedankliche Karussellfahrt.

4.35 Uhr. Das Fahrzeug mit dem Ballon kommt auf den Parkplatz und ich sehe den Korb für die vier Passagiere auf dem Anhänger. Mein erster Gedanke: DAS ist alles? Für 5 Leute, wenn ich den Piloten mit einrechne. Zu klein, zu niedrig! Niemals! In Sekundenschnelle rattern meine Gehirnwindungen und suchen neue Erkrankungen, die so akut sind, das sie eine Fahrt unmöglich machen. Zumindest für mich. Es muss echt nix Schlimmes sein, aber mich für die nächsten 15 Minuten flugunfähig machen. Als ich ins Auto einsteige und mit dem Team und den anderen Fahrgästen zum Startplatz fahre, ist mir nicht nur schlecht, sondern mein Körper ist da bereits auf Krawall gebürstet. Am Treffpunkt entladen wir gemeinsam den Korb und die Hülle des Ballons. 26 m Hülle - in der Länge. Grundgütiger! Zu groß, zu breit... Niemals!! Ich begutachte nochmals den Korb, als ich mit einem anderen Fahrgast die Hülle vom Ballon aufhalte, damit der gigantische Ventilator Luft den Ballon füllt. Scheiße, geht das schnell. Für meine Begriffe viel zu schnell. Mir fangen an, die Knie zu zittern. Noch könnte ich zurück. Der Umkehrschluss wäre dann allerdings, das der Ballon nicht starten könnte, weil das notwendige Mindestgewicht ohne mich nicht erreicht wäre. Das heißt, ich versaue nicht nur drei anderen den Tag, sondern lasse auch eine Fahrt platzen - mit allen Konsequenzen. Mutig sein ist ja gut und schön, aber muss ich mir das wirklich geben? Körperlicher Zustand: Von den Haarwurzeln bis zum kleinen Zeh Panik. Ich könnte meinen Vornamen ab sofort abgeben und Panik wäre ab sofort der neue und treffende.

Ich komme allerdings nicht weiter zum Nachdenken, denn auf einmal sind wir startklar. Ich war in Sport schon immer eine null, aber wenn ich schnell sein *muss*, komme ich sogar zügig in einen Korb, der eine Höhe von 1,30 Meter hat. Der Brenner läuft, die Sicherungen am Boden werden gelöst und wir verlieren die Bodenhaftung. Was durchaus das Ziel einer solchen Fahrt ist, aber nicht in meiner Welt. Wenige Momente später: Wir sind kurz über den Baumwipfeln - O.k. Das reicht. Mehr geht nicht und mehr halte ich auch nicht aus. Kurzfristig steigen meine bis dato noch halbwegs stabilen Knochen in den Beinen aus und verwandeln sich in Gummi. Würde ich nicht drei anderen Mitfahrern den Tag versauen, wäre jetzt genau der Moment, um zu sagen: Notlandung! Jetzt und sofort! Hätte ich Haus und Hof - der Pilot wäre jetzt Grundbesitzer! Ich gehe in die Hocke und versuche, mich an das Gefühl des

Schwebens zu gewöhnen. Ich will gar nicht wissen, wie hoch wir sind. Dass ich es trotzdem erfahre, dafür sorgt ein Technikfreak unter den anderen Fahrgästen. Er versorgt alle mit seinem Wissen - für die anderen spannend, für mich einfach nur Hölle. Das Bild, das ich gerade abgebe, muss an eine Ertrinkende in der Badewanne erinnern. Und genauso fühle ich mich auch. Mein Glück - ein unglaublich erfahrener Pilot. Ich bin nicht die erste, die sich da oben windet wie ein Aal und drei Tode gleichzeitig stirbt. Er weiß, wie er mit solchen Angsthasen wie mir umgehen muss.

Ihm vertrauen, an ihn abgeben können. Wenn es so einfach wäre. Ich weiß: Tausende von Menschen hat er vor mir achtsam durch die Lüfte begleitet. Ich werde es schaffen. Er macht mir Mut. Mut, aufzustehen. Ihm zu vertrauen. Erster zaghafter Blick über den Korbrand nach unten: Adrenalin pur. Mein Gehirn sagt nicht: Oh toll, schon so hoch, sondern: Grundgütiger! So hoch! Ich habe keinen Nerv für meine eigene Heimatstadt und die Tatsache, dass ich in einer wunderschönen Region lebe. Runter!!! Das wäre jetzt die Lösung. Auf einmal - erneutes Hinunterschauen. Ich sehe die Burg meiner Stadt zum Greifen nah und auf einmal ist es o.k. Ich stehe! Ich stehe!! Und hänge nicht wie festgeklebt an meinem Platz, festgeklammert an allen möglichen Griffen, sondern ich stehe frei. Mein Herz schlägt immer noch höher als normal, aber es wird ruhiger. Ich höre, was der Pilot erzählt. Sehe bewusst, was wir alle sehen können. Kann wahrnehmen - und finde es toll! Ich!! Die eine Nacht vor Aufregung gerade mal 2 Stunden gedöst hat und gefühlte 73 Mal auf Toilette war. Das Wort schlafen wäre an der Stelle gnadenlos übertrieben. Wir setzen zur Landung an. Ein sanftes Sinken und eine Leistung des Piloten, die mich ewig begleiten wird: Über einem Getreidefeld zu schweben, nur wenige Zentimeter, um nichts zu beschädigen. Der Verfolger wird wenige Minuten später mit einem Fahrgast den Ballon am Rande des Feldes zu einer freien Fläche einfach ziehen.

Ich klettere aus dem Korb. Emotional am Limit! Gefühl: Unglaublich stolz! So viel kann ich schaffen! Nichts hätte mir mehr beweisen können, was in mir steckt. Was ich leisten kann. Ich hätte aufgeben können. Aber ich habe es nicht gemacht. Ich bin eingestiegen! Und ich habe es geschafft! I did it!!! Nichts kann das Gefühl beschreiben, das ich gerade habe. Mir fallen für das Gefühl keine Worte ein. Aber es wird mich ab sofort begleiten, wenn ich wieder mal schwierige Situationen haben sollte - das weiß ich sicher.

Sich seinen Ängsten stellen und sie meistern!

"Mut bedeutet nicht, keine Angst zu haben, sondern diese Angst zu überwinden". Recht hat er, der Herr Mitterrand.

Dieses Erlebnis hat mich übrigens sehr verändert. Wenn ich jetzt Angst vor bestimmten Dingen habe, dann erinnere mich an dieses Erlebnis zurück und die Erinnerung gibt mir oft den Mut für andere und neue Dinge.

Jetzt hat natürlich nicht jeder das Glück, seinen Mut bei einer Ballonfahrt ausprobieren zu dürfen, aber es gibt bestimmt noch ganz viele andere Dinge, bei denen man seine Ängste überwinden kann. Also einfach mal mutig sein!

Zahn um Zahn

Wieder mal ein Sprichwort, das den sprichwörtlichen Nagel perfekt auf den Kopf trifft.

„Sich an irgendetwas die Zähne ausbeißen."

Und manchmal denke ich mir, ja, das habe ich auch geschafft.

Ich hatte niemals so große Probleme mit den Zähnen wie seit Beginn der Erkrankung. Zähne waren und sind für mich immer noch ein Aushängeschild, das viel über einen selbst verrät. Und ich beneide jeden, der über ein strahlendes Zahnpastalächeln verfügt, denn ich habe es nicht mehr. Bei Werbung mit blitzeblanken weißen Beisserchen im Fernsehen kann ich nur mit Mühe den Impuls des sofortigen Umschaltens unterdrücken.

Auch ein wunder Punkt. Ein ganz schlimmer. Ohne Frage. Und auch ein Moment, in dem ich meine Erkrankung verfluchen könnte. Ohne Wenn und Aber. Manchmal habe ich das große Bedürfnis – sollte ich jemals zu Geld kommen – irgendwo ins Ausland zu fahren und zu sagen: O.k. Ich mag nicht mehr. Macht alle raus, die ich noch habe und dann gibt es eben die Dritten.

Ich weiß, jeder vernünftige Zahnarzt würde so eine Aktion niemals mitmachen. Weil auch ein kompletter Zahnersatz jede Menge Probleme mit sich bringt, auf die man wahrscheinlich auch gut verzichten könnte. Aber manchmal habe ich einfach keine Lust mehr. Keine Lust mehr auf Zahnschmerzen. Ich habe Phasen, in denen mir auf einmal mehr als einer weh tut und ich dann meinem Zahnarzt die Entscheidung überlasse, welchem er sich zuerst widmet.

Keine Lust mehr darauf, wieder zu hören, dass man einen Zahn nicht mehr retten kann.

Keine Lust mehr, zwei Tage wie der sterbende Schwan im dritten Akt mit einer dicken Backe herumzulaufen, besser gesagt herumzuliegen.

Und wie es Murphy´s Gesetz dann auch vorschreibt: Oft erwischt es mich an Wochenenden, an denen ich mir dann aussuchen kann, ob ich es bis zum Montag aushalte oder ob ich schon mal prophylaktisch den zuständigen Notdienst aus dem Internet heraussuche.

Und es ist einfach nervig, über Wochen und Monate mit Zahnschmerzen herumzulaufen. Ich sage bis heute immer scherzhaft zu meinem Zahnarzt: „Bald bringe ich meine Möbel zu Ihnen mit. So oft wie ich bei Ihnen bin, kann ich auch gleich zur Untermiete einziehen." Der aktuelle Stand der Dinge: Ich habe einige Zähne verloren. Nicht durch mangelnde Pflege, sondern das ist jetzt einfach die Folge meiner Erkrankung. Wenn ich selbst dran schuld wäre, wäre es vielleicht manchmal einfacher, mit dem aktuellen Status quo zurechtzukommen. Dann hätte ich es selbst verkackt. Punktum. Aber so ist es nicht.

Ich habe Gott sei Dank heute einen Zahnarzt, der sich mit MC auskennt und viele Patienten mit derselben Erkrankung hat. Das war nicht immer so und als ich noch in der Großstadt gelebt habe, habe ich mir viel anhören müssen, das sich in meine Seele eingebrannt hat. Nie vergessen werde ich die Aussage einer Zahnärztin, die vor vielen Jahren mal zu mir sagte: „Na, mit diesen Zähnen werden Sie auch keinen Mann finden." Damals haben gerade mal zwei Backenzähne gefehlt und dem Rest hat man noch nicht einmal ansatzweise angesehen, dass es noch so dramatisch werden würde. Ich habe sie für diese Aussage gehasst. Oder ein anderes wunderbares Beispiel einige Zeit später und bei einer anderen Zahnärztin. Es gab einen Zahn, der sich aufgrund einer Lücke darunter sehr mit Zahnstein zugesetzt hatte. „Oh, das ist ja toll. Darf ich davon ein Foto machen und das in einem Buch für Studenten der Zahnmedizin veröffentlichen?" „Nein, verdammt noch mal. Dürfen Sie nicht!"

„Nun sind Sie aber auch eigen, oder?"

Ja, bin ich. Weil ich mir einfach ein wenig Verständnis gewünscht hätte und kein Fotoshooting gewinnen wollte.

Liebe mich dann...

… am meisten, wenn ich es am wenigsten verdient habe, denn dann brauche ich es am nötigsten." Dieser wunderbare Satz stammt von der amerikanischen Schriftstellerin Helen Keller. Sie war selbst taub und blind und ich glaube, einen solchen Satz kann man nur so treffend formulieren, wenn man selbst mit Einschränkungen leben muss. Und manchmal denke ich, keine Aussage trifft auf mich besser zu als diese. Ich finde, das Leben mit MC ist manchmal schon mehr als anstrengend – und das Lieben noch mehr.

An schlechten Tagen ist mir manchmal so sehr nach Nähe, aber ich kann sie nicht zulassen, weil die Schmerzen mich schon ziemlich mürbe gemacht haben. Ich wirke abweisend oder zurückweisend. Obwohl in mir alles danach ruft, mich in Deinem Arm zu verkriechen, kann ich es nicht. Manchmal bin ich ungeduldig, weil mir die „schlechte" Zeit nicht schnell genug umgeht. Und ich selbst so sehr darauf warte, wieder mehr machen zu können. Schlechte Tage ziehen sich in meiner Welt wie ein Kaugummi, in denen Sekunden zu Stunden werden. Manchmal stoße ich Dich zurück, obwohl es mir selbst hinterher unendlich leid tut. Aber manchmal möchte ich nicht, dass Du siehst, wie schlecht es mir gerade geht. Auch wenn ich weiß, dass Du es mir sowieso ansiehst. Manchmal bin ich zickig oder vielleicht auch ungerecht. Nicht, weil ich Dich nicht mehr liebe, sondern weil mich meine Erkrankung mal wieder spüren lässt, dass ich genau jetzt an meine eigenen Grenzen komme. Manchmal bin ich einfach traurig. Weil ich mich an die Zeiten erinnere, in denen ich noch gesund war und Krankheit in meinem Leben keine Rolle gespielt hat. Und mir die Erinnerung an eine unbeschwerte Zeit einfach so weh tut. Manchmal ist auch der kleine Funken Angst in mir, Dich zu verlieren, weil ich nicht mehr gesund bin und Dir immer wieder so viel zumute. Auch wenn es albern ist. Aber ich habe ein Mal die Erfahrung machen müssen – und die bleibt, weil ich sie nicht vergessen kann. Manchmal schäme ich mich für meinen Körper, weil er so viele Narben trägt und ich mich nicht mehr schön fühle. Auch wenn sie Dich nicht stören. Und ich hatte unendlich Angst vor dem Moment, in dem Du sie sehen wirst. Manchmal wirke ich stärker, als ich eigentlich bin. Weil ich nicht möchte, dass Du weißt, wie schwach ich in Wirklichkeit gerade bin. Manchmal fehlt mir die Kraft, an mich selbst zu glauben, auch wenn Du es tust. Manchmal tut es mir unendlich leid, wenn es wieder einmal anders kommt, als geplant. Wieder mal ein Plan ins Wasser fällt, weil der MC andere Pläne hat. Manchmal beneide ich Dich um die Power, die Du hast – besonders, an den Tagen, den denen sie mir selbst fehlt. Immer werde ich jedoch dankbar sein, für jeden Schritt, den Du mit mir gehst und für jede Minute, die Du mit mir teilst.

„Sag artig Danke"

Wer kennt ihn nicht, diesen wunderbaren Satz, der einen sofort in die Kindheit zurückkatapultiert. Zu dem Augenblick, in dem einen Tante Trude oder Onkel Heinz einem klebrige Bonbons oder eine Tafel Schokolade in die Hand gedrückt haben. Wenn man nicht gleich artig seinen Diener oder seinen Knicks gemacht hat, fiel innerhalb von wenigen Sekunden der mahnende Satz: „Na, hast Du nicht etwas vergessen? Sag artig Danke." Naja, bis man es irgendwann so richtig drauf hatte und dieser kleine Satz zunehmend an Bedeutung verloren hat. Ich bin jetzt 48 Jahre alt und ich habe kurioserweise oft über das Danke sagen nachgedacht. Heute steht mir niemand mehr im Rücken, der mir sagt: „Nun sag mal artig Danke", wenn ich etwas bekommen habe denn ich tue es von selbst. Aber heute sage ich nicht mehr Danke für Schokolade (Halt! Das stimmt so nicht! Denn ich liebe Schokolade und wenn ich welche geschenkt bekomme, dann gibt es sogar ein Riesendankeschön dafür!) Ich bin im Laufe der Jahre sehr viel bescheidener geworden und auch die Geschenke, meine Geschenke, haben sich verändert. Wenn ich bei einem Arzt – oder mal wieder in der Klinik – bin und ich merke, wie sehr sich um mich als Patient und Mensch bemüht wird, dann bedanke ich mich. Und das ist dann kein einfach so runtergeleiertes pro forma-Danke, sondern es kommt von Herzen. Wenn mir an schlechten Tagen ein freundliches Wort geschenkt wird, obwohl ich an diesem Tag selbst nicht wirklich die Freundlichkeit in Person bin, dann sage ich Danke. Weil es mir mittlerweile so viel bedeutet, ein nettes Wort oder eine kleine Aufmunterung zu hören.

Es gibt Tage, da bedanke ich mich bei den Menschen, die ein großes Stück (m)eines holprigen und steinigen Weges mitgegangen sind. Weil ich weiß, dass es für sie auch nicht immer leicht oder einfach ist, so nah an mir dran zu sein.

Und auch wenn die Lage mal wieder beschissen ist, versuche ich, für mein Leben dankbar zu sein. Auch wenn ich völlig andere Pläne mit Ende 40 hatte und alles anders gekommen ist: Ich lebe! Und das ist das Wichtigste überhaupt.

Mir ist das Danke sagen wichtig in meinem Leben geworden. Es kostet so wenig und gibt so viel zurück. Ebenso ist es mit einem Lächeln, das man einfach so verschenken oder eben auch einfach so bekommen kann.

Manchmal denke ich, vielleicht bin ich im Laufe der Jahre in Gesellschaft von Mr. Crohn reicher beschenkt worden, als es vorher je möglich gewesen wäre. Ich durfte Menschen kennenlernen, denen ich gesund nie begegnet wäre und die mich und meine Seele nicht nur tief berührt haben, sondern die einfach ein ganz großes Geschenk waren und sind. Mein Reichtum drückt sich nicht in Zahlen auf der Haben-Seite auf meinem Konto aus und doch fühle ich manchmal reich. Weil ich ein Dach über dem Kopf habe, ich kann mir – wenn auch gerade eher auf dem niedrigeren Level – immer etwas zu Essen kaufen und ich muss nicht hungern. Im Notfall habe ich tolle Ärzte und eine Klinik in der Nähe.

Ich habe nicht mehr viele Wünsche, die materieller Natur sind und die man mit Geld kaufen kann. Eigentlich keine mehr, wenn ich genauer darüber nachdenke, denn ich brauche nicht mehr viel, um zufrieden zu sein. Aber ich habe einen großen Wunsch, der mit diesem Buch verbunden ist: Möge es zu einem besseren Miteinander von gesunden und chronisch kranken Menschen beitragen. Man sieht uns unsere Erkrankung nicht an. Nicht auf den ersten Blick und auch oft nicht auf den zweiten. Wir geben uns oftmals sehr viel stärker als wir eigentlich sind und brauchen oft nichts mehr als ein wenig Verständnis für uns mit unserer Erkrankung.

Mögen diese kurzen und manchmal auch etwas längeren Geschichten einfach dazu beitragen, unsere Probleme, Sorgen und Nöte etwas besser zu verstehen. Das wünsche ich mir auch.

Und wenn es mir dann noch gelingt, dem ein oder anderen Leser ein kleines Lächeln zu entlocken, dann bin ich wunschlos glücklich.

Last, but not least

Kurz und gut: Geduld ist nicht meine Stärke. Ich zähle zu den Leuten, die schneller stricken, wenn sie merken, dass die Wolle zu Ende geht, bevor der Pullover fertig sein wird. Ich zähle auch zu den Menschen, die kurz nach Aufleuchten der Reserveanzeige im Auto Gas geben, um schneller an der Tankstelle zu sein. Und kein Satz könnte meinen nicht vorhandenen Geduldsfaden besser beschreiben als die Aussage: Als die Geduld verteilt wurde, stand ich gerade hupend im Stau.

Wenn ich ungeduldig bin, dann ist lustig anders, denn dann kommt die Zicke in mir zum Vorschein. Auch während des Schreibens war ich oft ungeduldig. Manchmal fehlte mir eine bestimmte Formulierung, manchmal eine Telefonnummer ebenso wie meine Brille, die ich verlegt hatte, weil ich mit dem Kopf beim Buch war.

An manchen Tagen war mein Geist willig, aber mein Fleisch schwach und ich war wieder ungeduldig, weil ich nicht so viel oder lange schreiben konnte, wie ich wollte. Viele gute Ideen – von denen ich zumindest hoffe, dass sie gut sind – sind auf meinem magischen Ort, der Toilette entstanden.

Aber ich hätte niemals das Buch geschafft, ohne die Menschen, die es heute in meinem Leben gibt. Und ich als alte Leseratte habe schon immer Danksagungen in Büchern geliebt. Und endlich kann ich auch mal eine selbst schreiben.

Ein unbeschreibliches dickes und herzliches Dankeschön möchte ich folgenden Menschen sagen:

André - „mein Mädchen für alles": Du hast so viel schon mitgetragen, ausgehalten und möglich gemacht. Und mir nicht nur in Salzburg den Arsch gerettet. Danke für Deine Ruhe, Deine Geduld und Deinen Humor. Immer wieder aufs Neue. Und hoffentlich noch lange.

.Axel – mein Lieblingspilot. Ich werde nie verstehen, wie man einen so großen Heißluftballon so lange exakt 10 cm über einem Feld schweben lassen und so sanft landen kann. Danke für diese unglaubliche Erfahrung, die Du mir ermöglicht hast.

Stefan – ich danke Dir so sehr für das Profilbild. Du hast einfach im richtigen Moment auf den Auslöser gedrückt. Ich danke Dir für Deine Freundschaft – und das von Herzen.

Von Natur aus freue ich mich über jeden einzelnen Menschen, der mich gerne kontaktieren möchte und ich bin offen für Kritik, Anregungen oder einfach ein paar nette Zeilen.

Persönlich findet man mich in den gängigen sozialen Netzwerken. Wer neugierig auf meinen Blog geworden ist, der möge in der großen weiten Welt des Internets einfach „Ingrid Becks Blog" eingeben und wird ihn dann auch finden.